顾问简介

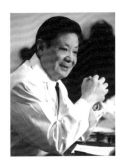

王琦，中国工程院院士，国医大师。北京中医药大学一级教授、主任医师、研究员、博士生导师，北京中医药大学国家中医体质与治未病研究院院长，国家中医药管理局中医体质辨识重点研究室主任。享受国务院政府特殊津贴。第四届中央保健委员会会诊专家，全国老中医药专家学术经验继承工作指导老师，中医药传承博士后合作导师，国家重点基础研究发展计划（"973"计划）首席科学家。

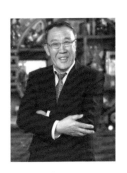

刘景源，教授、主任医师、研究员、博士生导师，首都国医名师，著名温病学家。现任国家中医药管理局突发公共事件中医药应急专家委员会委员、中华中医药学会感染病分会顾问、国家中医药管理局全国优秀中医临床人才研修项目指导专家、全国老中医药专家学术经验继承工作指导老师、世界中医药学会联合会温病专业委员会会长、中国中医药信息研究会温病分会会长、中国中医药研究促进会仲景医学分会常务副会长。

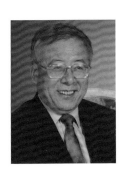

姜良铎，主任医师、教授、博士生导师，享受国务院政府特殊津贴，首都国医名师，全国老中医药专家学术经验继承工作指导老师。国家中医药管理局中医治疗"非典"、甲流技术方案专家，国家中医药管理局重点学科呼吸热病学科带头人，中华中医药学会感染病分会顾问，教育部211工程重点学科——中医内科学学术带头人，中央保健委员会会诊专家，国家自然基金评审专家，第九届、第十届国家药典委员会委员。

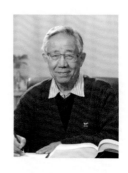

高学敏，主任医师、教授、博士生导师，享受国务院政府特殊津贴，首届全国中医药高等学校教学名师，首都国医名师，国家中医药管理局重点学科临床中药学学术带头人，中华中医药学会中药基础理论分会名誉主任委员，第七届、第八届、第九届、第十届国家药典委员会委员，第十一届、第十二届国家药典委员会顾问委员，中国中药协会药物临床评价研究专业委员会主任委员，国家基本药物目录专家委员会委员，《国家基本药物临床应用指南》编写组长。

总主编简介

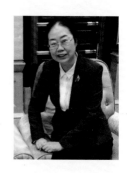

谷晓红，教授，主任医师，博士生导师。北京中医药大学原党委书记，北京中医药大学中医疫病研究院院长，教育部中医学类教学指导委员会主任委员，中华中医药学会感染病分会主任委员，中国老年学和老年医学学会副会长，中华预防医学会副会长。

副总主编简介

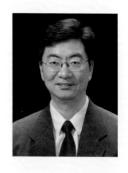

李峰，教授，主任医师，博士生导师。北京中医药大学中医学院院长，国家中医药管理局三级实验室神经免疫实验室主任。兼任中国残疾人康复学会中医康复专业委员会主任委员，中华中医药学会中医诊断分会副主任委员。曾参与"非典"的临床工作及相关研究，获北京市抗击"非典"优秀个人奖章。享受国务院政府特殊津贴。

中医疫病诊疗参考书系

疫病验案精选

顾　问◎王　琦　刘景源　姜良铎　高学敏

总主编◎谷晓红

编　著◎李　峰　董　斐　周云逸

中国健康传媒集团

中国医药科技出版社

内容提要

医案是学习中医的"捷径"，本书精选民国以前有关瘟疫治疗的医案，并重点评析医家辨证诊疗思路、学术特色，以及遣方用药的精妙之处。本书为临床医生提供知识储备和临证思路，适合中医临床工作者、中医学习者阅读参考。

图书在版编目（CIP）数据

疫病验案精选 / 李峰，董斐，周云逸编著 . —北京：中国医药科技出版社，2023.8

（中医疫病诊疗参考书系）

ISBN 978-7-5214-1617-6

Ⅰ.①疫… Ⅱ.①李… ②董… ③周… Ⅲ.①瘟疫－医案－汇编－中国 Ⅳ.① R254.3

中国版本图书馆 CIP 数据核字（2020）第 027798 号

美术编辑 陈君杞
版式设计 南博文化

出版 **中国健康传媒集团** | 中国医药科技出版社
地址 北京市海淀区文慧园北路甲 22 号
邮编 100082
电话 发行：010-62227427 邮购：010-62236938
网址 www.cmstp.com
规格 880×1230mm $^1/_{32}$
印张 4
字数 109 千字
版次 2023 年 8 月第 1 版
印次 2023 年 8 月第 1 次印刷
印刷 三河市万龙印装有限公司
经销 全国各地新华书店
书号 ISBN 978-7-5214-1617-6
定价 **32.00 元**

获取新书信息、投稿、为图书纠错，请扫码联系我们。

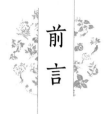

前　言

　　疫病是指感受特殊疫毒之邪并具有较强传染性，易引起流行的急性发热性疾病，相当于西医学中急性传染性疾病的概念。据有关研究资料显示，从公元前243年"天下疫"始，至1949年中华人民共和国成立止，我国共发生较大的疫情500余次，中医先贤们在这一过程中创造出了六经辨证、卫气营血辨证和三焦辨证等许多独具特色的治疫理论和防治方法，为中华民族的繁衍做出了重要的贡献。中医学在当今传染病的防治中仍然发挥着积极的作用，如在防治流行性感冒、麻疹、流行性腮腺炎、流行性出血热、登革热、人禽流感等重大急性传染病中，均取得较好疗效。

　　近年来，由于生态环境的变化，病原微生物的耐药变异，人口流动性的加快，新发、突发疫情的防控难度愈来愈大。面对突如其来的新的传染病，充分挖掘中医防治疫病之精华，整理历代可供借鉴的经典名方验案以及有效药物等资料，为临床一线提供可靠的辨证思路、治疗方法和充足的"弹药"，提高临床应对突发疫情的反应能力，是重要而紧迫的任务，因此包括《疫病名方精选》《疫病验案精选》和《疫病本草》的《中医疫病诊疗参考书系》应运而生。

　　《疫病名方精选》对《温疫论》《伤寒瘟疫条辨》《广瘟疫论》

和《疫疹一得》等古代疫病防治经典名著中的方剂进行深入挖掘，再现方剂药物组成、用法用量、主治病证等古籍原貌，并基于古代医籍记载和医家点评重点阐明病机指导下的用药思路、用方指征及组方配伍的精妙之处。

《疫病验案精选》对民国以前有关疫病治疗的医案进行追本溯源，尤其对古代疫病防治经典名著中的案例进行深入挖掘，再现医案原文及出处，并基于古代医籍记载和医家点评重点分析医案病机和医家诊疗思路，并提示遣方用药的精妙之处。

《疫病本草》从古籍本草著作中筛选出有明确治疗疫病记载的中药，结合历代本草文献和《中华本草》、现代临床用药实际，介绍每味中药的药性、功效、应用、用法用量、使用注意、现代研究等。尤其是药性特点和临床应用主要围绕治疗疫病来论述，运用中医药基本理论阐述药物治疗疫病的机制。

在《中医疫病诊疗参考书系》丛书的编写过程中，总主编北京中医药大学谷晓红教授基于温病学理论和临床实践，对本书的创作思路、目的和内容给予了精心指导、审阅；总顾问王琦教授、刘景源教授、姜良铎教授和高学敏教授给予了极大的关注与悉心指导，同时也得到了中国医药科技出版社的领导和编辑们的精心组织和大力支持。虽然编者在编写过程中以严谨、认真、求实的态度做了大量工作，但难免存在疏漏或欠妥之处，敬请广大读者谅解并共同研究，多提宝贵意见，以促进中医防治疫病理论和实践的研究和完善。

《中医疫病诊疗参考书系》编写组

2022年10月15日

中医医案不仅是医家临床实践的结晶，也是中医学伟大宝库的瑰宝。学习和研究中医医案，不仅可以丰富和深化我们的中医理论知识、提高临床诊疗水平，而且在中医教学、科研和对外学术交流等方面都具有重要的意义和价值。"大疫出大医"，历代名医治疗疫病的验案，是我们深入学习前人治疫经验的宝贵素材，也能为我们开展中医药防治疫病研究提供研究思路。

《疫病验案精选》一书精选民国以前有关疫病治疗的代表性医案，对医案进行追本溯源，对《温疫论》等古代疫病防治经典名著中的案例进行深入挖掘，再现医案原文及出处，并基于古代医籍记载和医家点评重点分析医案病机和医家诊疗思路，提示遣方用药的精妙之处。掌握中医疫病正确的治疗原则，对于临床诊治疫病至关重要。本书收集整理的医案内容翔实，疫病的中医病因、诊断、疗法、处方、效果记录完整。本书对医案解读深入，特别强调了辨别疫病的属性，辨别临床症状的真假，疫病治疗的禁忌证，病重药轻等多种临床上容易误诊、误治的情形，帮助读者准确地把握疫病的诊治过程，回归中医经典，借鉴古人智慧。本书所选中医疫病医案展现了历代医家的疫病临床实践过程及其经验教训，通过对疫病医案中因、机、证、治的分析，为当今疫病的中医药防治提供参考，为中医疫病学的学术总结提供了丰富实用、特色鲜明的资料。需要说明的是，部分医案中涉及犀角、穿山甲等禁用中药，为保留古籍原貌，未予修改，临床使用时应选择相应的替代品。

　　本书是在北京中医药大学应急攻关项目支持下展开的，该项目由李峰教授负责。在本书的编写过程中，得到了《中医疫病诊疗参考书系》丛书总主编北京中医药大学谷晓红教授基于中医疫病学理论和临床实践，对本书的创作思路、目的和内容给予的精心指导、审阅。中国医药科技出版社的领导和编辑们也给予了精心组织和大力支持，在此表示衷心的感谢。由于编写时间较紧，难免有疏漏或欠妥之处，敬请广大读者谅解。欢迎大家多提宝贵意见，愿本书能为中医药防治疫病的理论研究和临床实践做出贡献！

编者

2023年2月

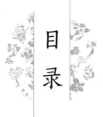

目 录

清代

民国

南宋

苏韬光治时疫

【案例原文】苏韬光侍郎云：予作清流县宰，县倅申屠行父之子妇患时疫，三十余日，已成坏症。予令服夺命散，又名复脉汤。人参一两，水二钟，紧火煎一钟，以井水浸冷服之。少顷，鼻梁有汗出，脉复立瘥。凡伤寒时疫，不问阴阳老幼，误服药饵，困重垂危，脉沉伏，不省人事，七日以后，皆可服之，百不失一。

【出处】此则医案出于清代魏之琇《续名医类案》卷5《疫》。检其原始出处，此则医案首见于南宋王璆《是斋百一选方》卷七"破证夺命丹"，其后《普济方》《本草纲目》《证治准绳》皆加引用。

【分析】此则医案所用夺命散，即是后世的独参汤，其主治伤寒阴阳二证不明，或投药错误，致患者困重垂死，七日以后皆可服。苏韬光用此方治疗妇人所患时疫，疗效明显。妇人感时疫已久，救治不及时，疑为亡阳气脱，急用人参补气固脱，以井水浸冷，这是热药冷服，旨在防止药物格拒。

【历代名医点评】《续名医类案》在此则医案后有按语："《本草纲目》。此阴伤而阳亦将脱，故以复脉得效，是时人参亦可用矣。但云：七日以后，皆可服。则昧医理之言。王氏率意拟删，亦未为当。"按其口气，此或是文田的按语。魏之琇撰《续名医类案》60卷，王孟英删定为36卷，文田批按此书，对王氏率意拟删颇多批评，例如《续名医类案》卷五《疫》明确标为文田的按语中有"王氏删此案，非是"，"王氏……

宜其妄删此案也"等，本案所谓"王氏率意拟删，亦未为当"，语气相近，或是原文脱衍"文田按"。文田者，何时希《中国历代医家传录》指为清代医学家，而未知其姓。

明代

楼英治湿疫案

【案例原文】〔罗〕阴黄治验至元丙寅六月，时雨霖霪，人多病湿疫。真定韩君祥，因劳役过度，渴饮凉茶，又食冷物，遂病头痛，肢节亦疼，身体沉重，胸满不食。自以为外感。用通圣散二服，后添身体困甚，方命医治之。医以百解散发其汗。越四日，以小柴胡汤二服，后加烦躁。又六日，以三乙承气汤下之，燥渴尤甚。又投白虎加人参汤、柴胡饮之类，病愈增。又易医用黄连解毒汤、朱砂膏、至宝丹。十七日后，病势转增，传变身目俱黄，肢体沉重，背恶寒，皮肤冷，心下痞硬，按之则痛，眼涩不欲开，目睛不了了，懒言语，自汗，小便利，大便了而不了。命予治之，诊其脉紧细，按之虚空，两寸脉短不及本位。此症得之因时热而多饮冷，加以寒凉药过度，助水乘心，反来侮土，先囚其母，后薄其子。经云：薄所不胜乘所胜也。时值霖雨，乃寒湿相合，此谓阴症发黄，予以茵陈附子干姜汤主之。经云：寒淫于内，治以甘热，佐以苦辛。湿淫所胜，平以苦热，以淡渗之，以苦燥之。附子、干姜辛甘大热，散其中寒，故以为君。半夏、草蔻辛热，白术、陈皮苦甘温，健脾燥湿，故以为臣。生姜辛温以散之，泽泻甘平以渗之，积实苦微寒泻其痞满，茵陈微苦寒，其气轻浮，佐以姜、附，能去肤腠间寒湿而退其黄，故为佐使也。煎服一剂，前症减半，两服悉去。又服理中汤数服，气得平复。或难曰：发黄皆以为热，今暑热隆盛，又以热药治之，何也？予曰：理当然也。成无己云：阴证有二：一者，始外伤寒邪，阴经受之，或因食冷物伤太阴经也；二者，始得阳证，以寒治之，寒凉过度，变阳为阴也。今君祥因天令暑热，冷物伤脾，过服寒凉，阴气大胜，阳气欲绝，加以阴雨，寒湿相合，发而为黄也。仲景所谓当于寒湿中求之。李思顺云：解之而寒凉过剂，泻之而逐寇伤君，正谓此也。圣贤之制，岂敢越哉。

附子炮，去皮，三钱　干姜炮，二钱　茵陈一钱二分　白术四分　草蔻煨，一钱　白茯苓三分　枳实麸炒　半夏制　泽泻各半钱　橘红三分

上生姜五片，水煎，去渣凉服。

〔无〕养荣汤　治五疸。脚弱心忪，口淡耳响，微寒发热，气急，小便白浊，当作虚劳治之。

黄芪　当归　桂心　甘草炙　陈皮　白术　人参各一两　白芍药三两　熟地　五味子　茯苓各三钱　远志去心，半两

上每服四钱，姜枣煎，空心服。

上法治虚寒黄疸。

【出处】此则医案出于明代楼英《医学纲目》卷二十一《黄疸》。

【分析】湿疫之邪，首分寒湿和湿热。寒湿伤阳，湿热伤阴，若处置不当，皆可伤及脾肾之本，而致阴阳两伤。本案患者处于时雨霖霪时期，因劳役过度，再加上渴饮凉茶，又食冷物，导致出现头痛、肢节亦疼、身体沉重、胸满不食等症。本案患者本为阳证，本应疏解寒湿之邪，却反复采用清热利湿之法重伤阳气，变为阴证。患者慢慢出现病情加重，症见身目俱黄、肢体沉重、恶寒肢冷、自汗、小便自利、大便失禁，查其脉紧细，按之虚空，两寸脉短不及本位。此为虚阳外浮之象，当甘温之剂温肾回阳。

本案所得有二：一者，若外感寒邪或嗜食生冷伤及阴经，寒湿相合，此谓阴证发黄，仲景所谓当于寒湿中求之，予以茵陈附子干姜汤，治疗阴黄之证；二者，湿疫之邪，若偏寒湿，不可药用寒凉，若偏湿热，不可纯用苦寒，都可能出现伤及阳气，即寒凉药过度，而致阴黄。

虞恒德治瘟疫结胸

【案例原文】虞恒德治一妇，三月间，患瘟疫证三日，经水适来，发热愈甚。至七八日，病剧，胸中气筑作痛，不能卧。众医技穷，入夜迎翁。病者令婢磨胸不已，六脉俱微数，极无伦次，又若虾游状。翁问曰：恐下早成结胸耳。主人曰：未也。翁曰：三日而经水行，则里虚与下同。乃用四物汤、黄龙汤、小陷胸汤共为一剂，加姜、枣。主人曰：此药何名？翁曰：三合汤也。一服而诸症悉减。

【出处】此则医案出于清代医家俞震《古今医案按》卷二《温疫》。检其原始出处，此则医案出于明代虞抟（自号花溪恒德老人）《医学正传》卷二《瘟疫》。

【分析】此案妇人患瘟疫，又逢月事，发热愈甚，以致病剧，遂成结胸。结胸一般是由于误用下法，导致表热内陷或实邪传里，与胸中水饮互结。《金匮玉函经·辨太阳病形证治下》："小结胸者，正在心下，按之即痛，其脉浮滑，小陷胸汤主之。太阳病，二三日不能卧，但欲起者，心下必结。其脉微弱者，此本寒也，而反下之，利止者必结胸。"本案中妇人未用下法，但适逢行经，气血亏虚，此为里虚，与用下相同。故予四物汤、黄龙汤、小陷胸汤，一服而诸证悉减。

小陷胸汤中黄连、瓜蒌实苦寒以泄热，半夏辛温以散结，此方具有清热化痰、宽胸散结的功效。四物汤以当归、川芎、白芍药、熟干地黄合用，有滋养气血之功，朱丹溪《脉因证治·瘟病》所谓瘟疫"血虚，四物汤"是也。黄龙汤取龙能兴云致雨而润燥土之义，既泻下热结，又补益气血，具有攻补兼施之效，方用大黄、芒硝之苦寒，泻热凉血，逐瘀消肿；用枳实、厚朴、桔梗之苦辛，破气消积，化痰散痞；用大枣、人参、当归补中益气，养血安神。

【历代名医点评】此则医案之后有俞震的按语："震按：此以大黄、

黄连、生地、人参同用，亦近日治热病之常法。"

汪石山治疫兼两感

【案例原文】汪石山治一少年，房劳后，忽洒洒恶寒，自汗发热，头背、胃脘皆痛，唇赤，舌强，呕吐，眼胞青色。医投补中益气，午后谵语恶热，小便长。初日脉皆细弱而数，次日脉浮弦而数，医以手按脐下痛，议欲下之。汪曰：此疫也。疫兼两感，内伤重，外感轻耳。脐下痛者，肾水亏也。若用利药，是杀之也。兹宜合补降二法以治，用清暑益气汤，去苍术、泽泻、五味，加生地、黄芩、石膏。服十余帖而安。

【出处】此则医案出于清代医家俞震《古今医案按》卷二《温疫》。检其原始出处，此则医案出于明代汪机（别号石山）《石山医案》卷上"疫"条。

【分析】《石山医案》在此案前有语曰："古人云：疫有补，有降，有散。"此说源于朱丹溪《脉因证治·瘟病》所谓瘟疫"治有三法，宜补宜散宜降"。此案则是合用补法、降法。患者房劳后染疫，前医以恶寒发热、眼胞青色为阳虚，用补法，致患者谵语恶热，后医又议用下法。汪石山诊为疫兼两感，表里两经均感受病邪，以外感为轻，内伤为重，患者脐下痛，正是肾水亏损的表现。故不能用利药下之，而宜合补、降二法以治。

清暑益气汤，出李杲《脾胃论》，方用黄芪、人参、甘草，补中益气；用橘皮、当归身，养胃气、和血脉；用升麻、葛根，解肌热；用黄柏清热燥湿，泻火除蒸。因患者小便长，汪石山去渗利除湿的苍术、泽泻；加生地黄、黄芩、石膏，清热凉血，养阴生津。其药物加减之用心，宜加体会。

【历代名医点评】此则医案之后有俞震的按语："震按：房劳后患疫，喻氏所谓太阳少阴两感也。汪公则以内伤外感为两感，义殊不同，补中益气、清暑益气药颇相同，而一则变剧，一则取效者，妙在加减诸味也。"

薛立斋治时疫后乳痈案

【案例原文】至英内年二十有五，素虚弱，多郁怒，时疫后，脾胃愈虚，饮食愈少，又值气忿，右乳胁下红肿，膺内作痛，用炒麸皮熨之，肿虽少散，内痛益甚，转侧胸中，如物悬坠，遂与加减四物汤，内肿如鹅卵，外大如盘，胸胁背心相引而痛，夜热势甚，时治者皆以攻毒为言，叩诸先生，乃云：此病后脾弱，而复怒伤肝，治法惟主于健脾气，平肝火，则肿自消，而病自愈矣。承惠方以八物加陈皮、黄芪、柴胡、山栀、白芷，服八剂，病减六七，去白芷加青皮、木香、桔梗，又六剂而痊愈。奏功之奇，获效之速，盖出于寻常万万也。感激厚恩，昕夕不忘，录此乞附医案，以诏后之患者，毋为攻毒者之所惑也。晚生尤至英顿首再拜书。

【出处】此则医案出于明代薛立斋《女科撮要》上卷《乳痈乳岩》。

【分析】患者平素情绪易怒，又值气忿之时，出现右乳胁下红肿，膺内作痛，内肿如鹅卵，外大如盘，胸胁背心相引而痛，夜热势甚，诊为乳痈。乳痈之疾，邪热壅于局部，多致红肿热痛，甚至溃破流脓。他医多采用攻毒之方，然此为常法，若平人得之，也许会药到病除。本案发生在时疫之后，疫病之邪多盛，正邪交争激烈，日久必伤正气，脾胃乃伤。再加上复怒伤肝，治法要健脾气为本，平肝火为辅，则肿自消，而病自愈矣。

陆养愚医案

疫症

【案例原文】陈好古患两太阳痛，左胁作疼，口渴，大便泻水，小便短赤，面色如尘。陆诊之，滑大而数，右关为甚。时春末夏初，曰：此疫症也。陈怒瘟病之名，辞去。或以胃苓汤投之，烦渴异常，语言错乱。再求诊，脉仍前，症似危急，然细参症候，不过热郁之极，故烦乱神昏耳。其泻者，因表气不舒，故里气不固也。用白虎合解肌汤二剂而定，又二剂而起。

【出处】此则医案出于清代魏之琇《续名医类案》卷五《疫》。检其原始出处，此则医案首见于明代陆士龙辑《陆氏三世医验》卷二"疫症清热四十"。此书是明代医家陆岳（字养愚）、陆桂、陆士龙祖孙三代的验案，其中卷一、卷二为陆养愚所著。

【分析】陈好古于春末夏初之时，外感疫毒热邪。热郁肺经，内逼大肠，故大便泻水。陆养愚诊断为疫症，但陈某怒于瘟病之名，讳疾忌医，辞去而求他医，导致误服胃苓汤。由于热邪未去，热郁之极，故烦渴异常，语言错乱，症似危急。再求诊，陆养愚予白虎汤合柴葛解肌汤，解肌清热，生津和胃，对症而治，故二剂而起。

【历代名医点评】《陆氏三世医验》在此则医案后有明代医家卢明铨（字绍庵）的点评："卢绍庵曰：疫疠之行，大则一方，次则一乡，又次则一家，俗称瘟病。虽至亲不相问遣往来。先生一看决之，奈愚人讳疾忌医，舍先生而他适，驯至药误病深，又复相求，先生不以小嫌介意而往起之，斯诚仁者之心。"

《续名医类案》在此则医案后有清代医家杨照藜的按语："藜按：肺移热于大肠，故泻，非里气不固也。"

时疫虚热

【案例原文】陆养愚治费西村患时疫，头疼身热，口渴气喘，下午热潮更甚。或以藿香正气散投之，烦躁特甚，舌心焦黑，谵语发斑。又与柴苓汤，更加呕哕，且自汗不止。脉之浮数而微，曰：此少阳阳明合病之虚热也。用白虎汤加人参、黄芪、葛根、柴胡、灯心、竹叶，热减十分之七，汗亦稍止。后以人参、麦冬、五味、黄芩、山栀、甘草，二剂斑亦渐退。

【出处】此则医案出于清代魏之琇《续名医类案》卷五《疫》。检其原始出处，此则医案出于明代陆士龙辑《陆氏三世医验》卷二"时症虚热清补三九"。此书是明代医家陆岳（字养愚）、陆桂、陆士龙祖孙三代的验案，其中卷一、卷二为陆养愚所著。

【分析】费某染时疫，头疼身热，口渴气喘，前医所用藿香正气散，辛温香窜，是湿困脾阳的主方，用于治疗温热，反益其火而枯其津，故患者烦躁特甚，舌心焦黑，谵语发斑，病情加剧。后又用柴苓汤，乃治热泻之剂，亦不对症。患者脉之浮数而微，陆养愚诊为少阳阳明合病之虚热，以白虎汤加人参、黄芪等味，热减汗止，斑亦渐退。白虎汤清热养阴，方中石膏甘寒清热，止渴除烦；知母苦而性寒质润，助石膏清热生津；加人参、黄芪补益元气，加葛根、竹叶清热生津，加柴胡和解表里，加灯心草清心火。

【历代名医点评】《陆氏三世医验》在此则医案后有明代医家卢明铨（字绍庵）的点评："卢绍庵曰：谚云：是病不是病，一帖藿香正。此讥庸工拘执死方，以药试病，而不能变通也。况伤寒合病界二三之间，最难辨识，先生一视而知。语曰：医精机入道，药当妙通神，先生有焉。"

民国医家张山雷《古今医案平议·斑疹》评曰："病是温热，而用藿香正气通套之方治之，不知此为湿困脾阳之主方，病属湿盛，故宜温燥，移治温热，正是南其辙而北其辕。燥病燥药，温病温药，俗医黑暗，意是古今通病；而继之者，又是柴胡，一丘之貉，大率皆与病人有九世之仇，否则何以忍心害理，竟至于此！养愚以在自汗不止之后，能用白虎加参，不可不谓是庸中之佼佼，然又非柴胡、葛根并用不可，明人习俗，究竟不知何所见而如此，嗟嗟！此岂独养愚一人之愚，盖自陶节庵《六书》出世，直至有清乾嘉之季，而其流毒尚无已时，此通国皆然，岂犹可以病理药理言耶！善后麦、味亦嫌太早，陆氏理法究未尽善。”

疫病阴易

【案例原文】丁程川之宠，患疫而死。半月后，丁自病，头痛身热，口渴烦躁。或与小柴胡汤，忽夜梦与亡宠交接，惊觉而精已泄，汗出如雨，不能转侧，神昏谵语。亟招陆诊之，其脉微细如丝，面色如泥，四肢厥冷，幸未过肘膝，而阳事尚自翘然。令剪其亡宠旧裈裆烧灰，以附子理中汤，调灌之，两剂神清，阳亦收敛。后以人参、麦冬、五味、白芍、黄连、枣仁、知母、黄柏调理而安。

【出处】此则医案出于清代魏之琇《续名医类案》卷五《疫》。检其原始出处，此则医案出于明代陆士龙辑《陆氏三世医验》卷二"疫症梦遗同阴阳易五一"条。

【分析】丁某自宠妇染疫殁后，半月亦染疫，服小柴胡汤而扰动肝邪，摇撼肾精，夜梦与亡宠交欢，精泄汗出，身僵硬，神昏谵语。此案《陆氏三世医验》命名为"疫症梦遗同阴阳易"。阴阳易指伤寒或温疫等病后余热未净，由房事而传之对方者，其中男传女者为阳易，女传男者为阴易。此案患者染疫而梦中交欢，类同于阴易。《伤寒论·辨阴阳易差后劳复病脉证并治法》："伤寒阴阳易之为病，其人身体重，少气，少腹里急，或引阴中拘挛，热上冲胸，头重不欲举，眼中生花，膝胫拘急者，烧裈散主之。"此为陆养愚令剪患者亡宠旧裈裆烧灰灌饮之所据。而以附子理中汤调灌，取其补虚回阳之义，方中人参、白术、甘草乃甘温之品，益气健脾，有补虚之功；熟附子、干姜则为辛热之剂，有回阳之助。烧裈散，今已不用。

【历代名医点评】《陆氏三世医验》在此则医案后有明代医家卢明铨（字绍庵）的点评："卢绍庵曰：家多病人，重丧相继，主人翁自然烦劳忧苦，复失宠姬，悲哀思慕，时刻在心，形诸梦寐，宛若生平。妄想虽起于心，泄精实出于肾，假事而成真病。先生乃以伤寒门阴阳易法治之，烧裈散送以附子理中汤。亡姬遗衣，能拯良人危急，非先生之高见，孰能临危取胜？"

《续名医类案》此则之后有文田的按语："此柴胡扰动肝邪，故摇撼肾精，以至不守。"

曹梓材《医林闲话·色风偶谈》评曰："案虽如此，但读者可资之以广见闻，慎勿执一以例其余，遂谓色风多属虚寒之证。按王孟英跋此案云：'此柴胡扰动肝邪，故摇撼肾精以致不守。'其说固是，但其人素蓄姬妾，不免浪用爱情，性命之根，既日腹而月削，所以在病而邪梦一泄，立致亡阳，设其平日能加意摄生，则一剂柴胡，未必能为厉至此，迨见附子理中奏功之后，前疾犹未尽去，因即改投黄连、麦冬、知母、黄柏等，以为清余热之图。《素问·标本病传论》'病发而不足，标而本之，先治其标，后治其本。'其斯之谓欤？然读者于此，又勿谓陆养愚识阴证，不识阳证。徐洄溪等只识阳证，不识阴证，何则？昔之良医治病，惟凭脉证以立法，断未有粗枝大叶，颠倒阴阳，而犯实实虚虚之戒者也。"

久疫不起

【案例原文】南关一屠户沈姓者，四月间患疫未起床，其妻以伏事劳倦，亦相传染，月余而身热，谵语不清，生理久废，资本又尽于祀神，裸体闭门，奄奄待毙而已。其邻邵南桥，年高行善，常令小奚饮酒食蒜，以粥饲其夫，又在诸邻敛银两许，以为此妇殡殓之资。偶遇予，道时疫之多，并述其事。予曰：近来时症颇多可救，予试往看。南桥先令小奚通知其夫，即与予同往。其夫强起掩覆其妻。予进诊一视，面赤唇焦，气促厥冷，身热如火。其脉浮之数大而散，沉之细涩而微。予出谓南桥曰：若以殡殓之资半易人参，此妇尚可生也。南桥即同予赎人参五钱，予以白虎合生脉二剂与之，嘱曰：若有好处，明日再为诊看。服后，人事顿爽，热已半减，手足温和。南桥喜甚，来拉予往看，其脉稍敛有神，予以前方加白芍，人参止用一钱，付四剂。十日，其夫卧床未起，而此妇已能行走矣。

【出处】此则医案出于明代陆士龙辑《陆氏三世医验》卷三"疫久用补三七"。明代医家陆桂（字肖愚），系陆岳（字养愚）之子。

【分析】沈屠夫妇皆染疫，其妻经月身热谵语，面赤唇焦，气促厥冷，脉浮之数大而散，沉之细涩而微，乃阳明热炽之证。里热蒸腾，发越内外，故壮热面赤；热炽伤津，故唇焦；热扰心神，故神昏谵语。加之患者久疫，元气虚脱，故当以清热生津，益气扶正为治法。陆肖愚予白虎合生脉二剂，其中白虎汤是辛凉重剂，用于清热生津；生脉汤具有益气养阴，生脉补虚之功。患者服后人事顿爽，热已半减。次日，前方再加白芍，养血敛阴，患者服用四剂，已能行走。《陆氏三世医验》命名此案为"疫久用补"，其实此案不止当补，亦当清热生津，方能标本兼治，不可片面理解，被标题所误。

【历代名医点评】《陆氏三世医验》在此则医案后有陆闇生的点评："瘟疫之症，云能传染，虽至亲不相往来。沈屠劳力营生，即四体健旺，恒苦衣食不给，何况经卧病月余？此则阖门待毙，亦势所无如何也。而所可尚者，邵君之不避俗忌，赒恤百端。而先生偶闻其事，自许往治，又复施药以拯其命。此不独为先生之治验也，而两人之乐善，诚足为世俗风矣。"

孙文垣医案

老妓疫症

【案例原文】孙文垣治一老妓，三日患头痛，身热，口渴，水泻不止，身重不能反侧，日渐昏沉，耳聋眼合，谵语。诸医有主补中益气者，有主附子理中者，煎成未服。孙诊之，六脉洪大，面色内红外黑，口唇干燥，舌心黑胎，不省人事。曰：此疫症也，法当清解，急以小白汤进之，犹可生也。益气理中杀之矣，安可用？问小白何汤也？曰：小柴胡合白虎汤即是。或曰：泄泻如此，石膏可用乎？曰：此协热下利，当早服之。既服，至夜半，神气苏醒，惟小水不利，热渴未退。师仲景法，渴而身热，小水不利者，当利其小便，乃以辰砂六一散二两，灯心汤调服之，两帖而瘳。

【出处】此则医案出于清代魏之琇《续名医类案》卷五《疫》。检其原始出处，此则医案首见于明代孙一奎《孙文垣医案》卷一"金妓时疫"。

【分析】此案中老妓身患疫症，六经辨证属阳明少阳合病。阳明经证可见身热口渴、口唇干燥、面色红黑、脉洪大；少阳枢机不利，可见头痛身重，日渐昏沉，手少阳三焦经络心包，热扰心包，故有谵语；协热下利，水泻不止；少阳胆经络于耳，胆经受邪，故耳聋。综合舌脉，病性属实，不可因见水泻昏沉而妄投补益。故用小柴胡合白虎汤，清解阳明之热，调理少阳枢机。若辨明水泻属协热下利，则石膏寒凉，大清气分之热，可以加入。服后神清，热势大减。方中柴胡、半夏和解少阳、通畅气机，但性属温燥，余邪未清，故小便不利。投六一散清解余热，养阴利湿。

【历代名医点评】《续名医类案》此则医案后附有清代医家杨照藜的点评："此阳明少阳合病，用白虎柴胡是矣。但仲景柴胡汤条内，原有渴者去半夏，加栝楼根之法，曷不遵而用之？此亦三阳合病之类，一白虎汤足以了之，兼用小柴胡，原不甚谬，但柴胡、半夏，究嫌升燥，故热渴而小水不利，待六一散之清热而后解，非因其利小便也。读者勿因其依傍仲景，遂为所惑。"

民国名医张山雷《古今医案评议》评此案："发热口渴，昏谵耳聋，协热自利，谓为阳明少阳合病，似矣。然六脉洪大，燥渴引饮，舌心已

黑，柴胡升动肝胆，是否可用，此明是理法之未尽精密者，亦不仅半夏，
助燥为不妥。而犹自谓清阳上升，泻利可止，似是实非，颇有毫厘千里
之误，此虽不可以求全责备于孙氏，然小白之名，抑何可笑乃尔。辰砂
六一，滑重下行，故能有效。若曰利水，则自利之后，胡可更伤津液，
比附仲景而不自悟其谬。文垣终是其一，未知其二，杨谓一白虎足以了
之，是极。"

妇人疫症

【案例原文】一妇人发热头痛，医与九味羌活汤、十神汤，不效，
加口渴，舌黑如煤。又医与如神白虎汤、竹叶石膏汤，亦不效，加泄泻
不止，人事昏沉，四肢厥冷，呼吸气微，米粒不进者十四日，具含殓矣。
孙诊之，脉细如蛛丝。曰：此疫症也。合生脉、理中二汤饮之，连进二
帖，夜半神气稍苏，饮粥汤半盏。次早，六脉渐见。喜曰：脉绝微续者
生，可无虞矣。仍与前药，至晚泻止，口不渴，舌煤退，精神爽。再用
人参、白术各五钱，炮姜、炙草各二钱，麦冬二钱，五味十五粒，不拘
时服，数日全愈。

【出处】此则医案出于清代魏之琇《续名医类案》卷五《疫》。
检其原始出处，此则医案首见于明代孙一奎《孙文垣医案》卷四
"一妇疫后虚寒"。

【分析】此案中妇人患疫症，头痛发热，前医所予的九味羌活
汤、十神汤重于解表，药性辛温，本病不除，反致津液亏损，故
而口渴。又一医所予的如神白虎汤、竹叶石膏汤凉散过当，伤及
脾阳，故泄泻不止。至此辨证，患者阳气虚衰，温煦失职，故而
肢厥泄泻；鼓动无力，则脉细，呼吸低微；脾阳不振，水谷不进，
正气更衰，神志昏沉。此属里虚寒证，孙文垣以生脉、理中二汤
治之。妇人服后脾胃之气重振，可以进食，正气生化有源；次日
六脉显见，愈后尚可。再服后泄泻停止，气津恢复。仍用此方调

理，数日痊愈。

【历代名医点评】清代名医魏之琇评曰："仍是理中、生脉。此即坏症也，前医凉散过当，故以温补奏功。"

妇人春瘟症

【案例原文】吴球泉内人，痢疾后感寒，月水适至，壮热，头微疼，口渴，遍身疼，胸膈饱闷，烦躁耳聋，大便泻，舌白胎，脉七八至，乱而无序。孙曰：此三阳合病，春瘟症也。且投三阳药服之，挑察征应，再为区处。以柴胡三钱，葛根、白芍各二钱，枳实、桔梗、酒芩、竹茹各一钱，天花粉八分，炙甘草、桂枝各五分，服后遍身如冰，面与四肢尤甚，六脉俱无，举家及医者皆叹为故矣。孙曰：非死候也。盖夜半阴极阳生，势欲作汗，譬之天将雨，必六合晦冥。诸医咸匿笑。四鼓后，果战而汗出，衣被皆湿，肢体渐温，神思清爽，且索粥。唯耳尚聋，腹中大响，脉近六至，改以柴苓汤加乌梅，两帖而愈。

【出处】此则医案出于清代魏之琇《续名医类案》卷五《疫》。检其原始出处，此则医案首见于明代孙一奎《孙文垣医案》卷五"吴孝廉球泉公内人痢疾后感寒而经至，发热口渴，遍身疼等症"。

【分析】此案中妇人患痢疾后感寒，恰逢月事，正气虚损，壮热为阳证之象。头微疼为邪气侵袭膀胱经所致，寒邪收引拘急引起遍身疼；热伤津液则口渴；气滞则胸膈饱闷；烦躁耳聋从少阳辨证；少阳病，脾胃虚弱，故大便泻；脉七八至、乱而无序为热证之象。孙文垣断为三阳合病，故用葛根、天花粉清阳明之邪热；桂枝配芍药、甘草太阳解表；柴胡配黄芩，取小柴胡汤意，疏散少阳邪热；枳实桔梗行气。服药汗后正邪俱虚，夜半时分，阳生正气欲驱邪外出，此时患者气津已虚，只能出战汗而解。服药后惟耳尚聋，腹中大响，脉近六至，从少阳论治，用柴苓汤和解表里，加乌梅以酸甘养胃阴，两帖而愈。

【历代名医点评】清代名医魏之琇评曰："脉躁多凶，第此为热郁之极而然，躁极而静，郁极而通。后之伏而战汗，势也，亦理也。脉双伏或单伏，而四肢厥冷，欲战汗也。宜熟记。"

族孙春瘟症

【案例原文】族孙醉后房事已，起而小溲，即脐下作痛，水泻肠鸣，一日十余度，发热头痛。医与理中汤一帖，反加呕逆，烦躁口渴。孙诊之，左脉弦大，右洪大，俱七至，不食不眠，面赤唇燥，舌苔黄厚。自云房劳后阴症伤寒，小腹痛，且漏底。乃笑曰：春温症也。族人交口谓的属阴症，故呕吐水泻，不可因其面赤，便认为阳，辛加察焉。咸拟理中汤，再加附子、肉桂，庶可保全。孙曰：桂枝下咽，阳盛即毙。阴阳寒热之间，辨之不真，死生反掌，兹当舍症从脉也。以温胆汤加姜汁炒黄连、柴胡、干葛，二帖，令当夜饮尽，俾不他传。因畏竹茹、黄连，只进一服，呕逆止，余症悉在。次日脉之，洪大搏指，与白虎汤加竹茹两帖，亦令服完。因畏石膏，只进一服，泻止，小腹仍痛。又次日，脉洪长坚硬，邪已入腑，非桃仁承气不可，觌面煎服，连饮二剂，下黑燥矢五六枚，痛热俱减。再诊，六脉皆缓弱，以四君子汤加白芍、黄连、香附调养数日而愈。

【出处】此则医案出于清代魏之琇《续名医类案》卷五《疫》。检其原始出处，此则医案首见于明代孙一奎《孙文垣医案》卷三"仲登阳证似阴"。

【分析】孙文垣的族孙患春温症，醉酒后湿热滞留中焦，行房后肾中亏虚，湿热乘虚而入直攻下焦，遂脐下作痛。水泻肠鸣为脾胃无力运化湿热之象，医者以理中汤温脾健胃，使热更盛，阴液更伤，出现呕逆、烦躁口渴等症。患者及族人皆以为房劳外感属阴证，应予热药。孙文垣舍症而辩脉，以左脉弦大，右脉洪大观之，属热证。先用温胆汤和胃止呕，加黄连、柴胡、干葛等清热之品，但患者心有疑虑，以为房事后用竹茹、黄连，非所宜，故饮药未尽，致热转剧，次日脉仍洪大。孙文垣予白虎汤加减清热泻火，但患者仍有惑之者，仍服药不尽，又次日脉洪长坚硬，此为邪热入腑之象，孙文垣予桃仁承气汤清腑热，令其当面煎服，连饮二剂，下黑燥粪，痛热俱消，六脉缓弱，病方去尽，改以四君子汤加减益气健脾，佐以清热之品，防止热复，调养数日后痊愈。

【历代名医点评】清代名医魏之琇评曰："房劳外感，视为阴症而与热药，杀人多矣，当与喻嘉言治黄长人一案同参。喻案见伤寒门。即症而论，发热头痛，病非阴症。"

大头瘟

【案例原文】又治张孝廉患疫，头大如斗，不见项，唇垂及乳，（雄按：此恐言之过甚。）色如紫肝，昏愦不知人事，见者骇退。诊其脉浮弦而数。初以柴胡一两，黄芩、元参各三钱，薄荷、连翘、葛根各二钱，甘草一钱。（杨曰：何不用普济消毒饮。）服三剂，寒热退，脉转洪大，知其传于阳明也，改以贯众一两，葛根、花粉各三钱，甘草一钱，黑豆四十九粒，三剂而愈。

【出处】此则医案选自清代王士雄《古今医案按选》卷一《瘟疫》。

【分析】大头瘟，多因风热疫毒之邪，壅于上焦，发于头面所致。多用李东垣《东垣试效方》经典方剂普济消毒饮，清解风热，因势利导。三阳经皆会于头面部，面颊所过之处，恰是阳明、少阳经之所属。医者诊其脉浮弦而数，热邪郁于少阳，兼有阳明热证，故重用柴胡为君，后以清解阳明而愈。后世有医家屡用柴胡石膏汤治疗大头瘟取得较好临床疗效，或可用于本案。

时疫坏症

【案例原文】吴某妇先感风邪，后伤饮食，发热头痛腹胀。医与巴豆丸泻之，热如初。又以大黄重泻之，热亦如初。再后者谓泻而热不退者为虚，大用参、芪、术补之，四日，神气昏沉，不省人事。孙诊之，左脉弦数，右关尺沉数有力，舌尖沉香色，舌根焦黑芒刺，语言不清。盖不知饥馑之余，疫气为疠，妄下妄补，误成坏疫，危且殆矣。姑以柴胡、知母各三钱，石膏六钱，枳实、花粉各五分，甘草、黄芩、麦冬各一钱，山栀、生地各七分，人参六分，竹叶三十片，姜三分，水煎，饮至中夜后，人事稍清，微有汗，舌柔和。次日，前方去生地，加白芍，舌心焦黑尽退。大便五日未行，身尚痛，咳嗽，与七制化痰丸二帖，再以石膏二钱，麦冬、贝母各一钱，前胡、枳壳、黄芩、栀子各六分，甘草三分，桑皮八分，全安。

【出处】此则医案出于清代魏之琇《续名医类案》卷五《疫》。检其原始出处，此则医案出于明代孙一奎（字文垣）《孙文垣医案》卷四"吴中岳孺人疫后坏症"。

【分析】此案患者染疫，为医所误，妄下妄补，而成坏症。前医用巴豆丸泻之而热不减，后医又以大黄重泻之，皆为妄下；再后医谓泻而热不退者为虚，大用参、芪、白术补之，此为妄补。终致患者神气昏沉，不省人事。孙文垣诊脉察舌，患者左脉弦数，右关尺沉数有力，舌尖沉香色，舌根焦黑芒刺，语言含舌不清。此为疫毒炽盛，大伤心神。吴又可《温疫论》："通舌变黑生刺，鼻如烟煤，此邪毒最重。"当以清解疫毒，养心安神，滋阴生津为治法。

孙文垣以张仲景的三张经方白虎汤、大柴胡汤、麦门冬汤组合加减。白虎汤清热生津，解暑毒，解内外之热，清肺金，泻胃火实热；大柴胡汤和解少阳，内泻热结，主少阳、阳明合病；麦门冬汤益气养阴，清心泻火。患者服药后，人事稍清，语不含舌，而有生气。次日，前方去生地黄，加白芍，养血敛阴，舌心焦黑尽退。又因患者大便未行，身痛咳嗽，予七制化痰丸，再用石膏、麦冬、贝母、桑白皮之甘寒，清热润肺；用前胡、枳壳之苦辛，降气化痰；用黄芩、栀子之苦寒，泻火解毒；用甘草祛痰止咳，调和诸药。患者遂安。

疫病阳易

【案例原文】程氏妇，乃夫殁于疫病，七日疫即至，大热，头疼，口渴，胸胁并痛。医与小柴胡汤，夜忽梦夫交泄，而觉冷汗淫淫，四肢如解，神昏谵语，面如土色，舌若焦煤强硬。孙诊之，六脉沉弦而数，大小便俱秘，此亦阴阳易类也。疫后有是，危已极矣。与生脉汤加柴胡、黄芩、桂枝、甘草，煎成，将乃夫昔穿裤裆烧灰调下，两剂而神醒，体温汗敛，舌柔焦退。前方加枣仁、竹茹，四肢能运动，乃进粥汤。子女、姒娌、婢仆凡六人，次第而病，均以六神通解散，解汗而安。

【出处】此则医案出于清代魏之琇《续名医类案》卷五《疫》。检其原始出处，此则医案出于明代孙一奎《孙文垣医案》卷四"程内眷新寡七日染疫，适值梦泄，神昏谵语"。

【分析】此案可与"陆养愚治丁某疫症梦遗"同参，二者皆为患者染疫后，医与小柴胡汤，扰动肝邪，摇撼肾精，夜梦与亡人交欢而泄，冷汗淫淫，神昏谵语。两案均治同阴阳易，前案为阴易，此案为阳易。两案均以烧裈散治之，不同在于前案以附子理中汤调灌，取其补虚回阳之义；此案以生脉汤加柴胡、黄芩、桂枝、甘草调灌。生脉汤益气养阴，生脉补虚；加柴胡、黄芩、桂枝、甘草，又取桂枝黄芩汤之义，用于治风疫。患者用药两剂而神醒，体温汗敛，舌柔焦退。

【历代名医点评】清代医家俞震《古今医案按》卷二《温疫》亦录此则医案，并有按语："梦中之阴阳易大奇，故夫之烧裈散更巧。"

疫病夹热下利

【案例原文】孙东宿有仆孙安，远行，途次食面三碗。劳倦感疫，又加面伤。表里皆热，昏闷谵语，头痛身痛腹痛。医以遇仙丹下之，大便泻三四十行，邪因陷下而为挟热下利之候。舌沉香色，额疼口干，燥渴烦闷，昏昏愦愦，脉左弦数，右洪数，但不充指。知为误下坏证。以柴胡、石膏各三钱，白芍、黄芩、竹茹、葛根各一钱，花粉、甘草各五分，山栀、枳实各七分，葱白五茎。煎服后，半夜吐蛔一条，稍得睡。次早，大便犹泻二次，呕吐酸水，腹仍痛。改用小柴胡，加滑石、竹茹。夜热甚，与丝瓜汁一碗，饮既，神顿清爽。少顷，药力过时，烦热如前。再以丝瓜汁一大碗进之，即大发战。东宿谓此非寒战，乃作汗下之征耳。不移时，汗果出而热依然。因忆《活人书》云：再三汗下，热不退，以人参白虎汤加苍术一钱，如神。迩此，再加元参、升麻、柴胡、白芍、黄连，饮后身上发斑。先发者紫，后发者红。中夜后，乃得睡而热散，斑寻退去。腹中微疼，肠鸣口渴，右脉尚滑，左脉已和，再与竹叶石膏汤，加白芍、苍术。服后睡安，腹仍微痛，用柴胡、白芍各一钱，人参、酒芩、陈皮、半夏各六分，甘草三分，乌梅一个，腹痛渐减而愈。惟两胯痛，不能转动，此大病后汗多而筋失养之故。用参、芪、白芍、枸杞、苡仁、木瓜、熟地、归身、川柏、牛膝、桑寄生，调养全安。

【出处】此则医案出于清代医家俞震《古今医案按》卷二《温疫》。检其原始出处，此则医案出于明代孙一奎《孙文垣医案》卷四"孙安饥劳感疫，食复发斑"。

【分析】患者因劳倦外感瘟疫，又内有食滞，表里皆热，头痛身痛腹痛，前医只知食滞，以遇仙丹下之。遇仙丹主治消积杀虫，方中牵牛子、槟榔，杀虫攻积，泻水通便；三棱、莪术破血行气，消积止痛。峻下之后，表热未清，而邪因陷下，遂成挟热下利之候。《伤寒论·辨太阳病脉证并治》："太阳病，桂枝证，医反下之，利遂不止。脉促者，表未解也，喘而汗出者，葛根黄芩黄连汤主之。"表热下陷大肠,是造成挟热下利的主要原因。在《伤寒论》葛根黄芩黄连汤的基础上,《太平圣惠方》葛根散,去黄连,加石膏、柴胡、知母。孙文垣化裁葛根散,用于解表清里。故患者半夜吐蛔,稍得安睡。

次早患者大便犹泻,呕吐腹痛,又改用小柴胡汤加减,而热仍不解,再与丝瓜汁两次,大发战汗而热不退。根据《活人书》所谓"再三汗下,热不退,以人参白虎汤加苍术一钱,如神"的记载,再加玄参升麻汤化裁。人参白虎汤,借人参之力,既益虚,又领出内邪不使久留;借白虎汤之甘寒,清热淫;加苍术则胜湿。又以玄参升麻汤化裁,清热解毒化斑。服后,患者发斑,中夜得睡,热散斑退。又以竹叶石膏汤加减,治其腹痛,后经调养而安。

【历代名医点评】此则医案后有清代医家俞震的按语:"战汗后热不退,势亦危矣。引用《活人书》治法佳极。再看其石膏、人参之去取,并不执着,两胯疼痛之调养方更周到,的是高手。"

王孟英《古今医案按选》评曰:"文垣治案,佳者甚多,若此案尚有可议也。时疫挟面食之伤,下之原不为谬,惟以热药下之,则津液耗夺,邪热披猖,非下之误,乃以热药下之误耳。清解以救其误,不应杂入参、半、姜、枣辛甘温,幸灌丝瓜汁之甘寒,始能战汗,又赖人参白虎之充津,始能发斑退热,可见前用清解之法,未能纯善,故愈后复有两胯之疼痛也。"

民国医家张山雷《古今医案平议·斑疹》评曰:"明人之所谓疫,实是温热病之热势较盛者耳,非沿门传染之疫,与吴又可之所谓瘟疫不同。表热既剧,加以内有食滞,法当清泄表热,兼以消导食积,双方并顾。奈医者只知食伤,峻药大下,知其一,不知其二,大错铸成,谬误已极!孟英乃谓下之误,持论殊未中肯(遇仙丹古有二方,皆牵牛、大黄等味,未见有温热之品。孟英谓热药,不知何指)。要知食物初伤,停滞胃中,不用消化,而只投猛攻,荡涤直肠,是为诛伐无过,未有不败之理,所以大泄数十行。正气下陷,变为挟热利之坏症。文垣以柴葛与石膏同用，其意尚以柴葛作解表之药，不知阴液既伤，而外热甚炽者，柴葛升散大有流弊，所以胃气上升，又为吐蛔，升清之药，利弊何如？犹幸此证在误下而中气已陷之后，则柴葛可以提陷下之气，所以尚未见为大害。究竟升散不能退热，故柴胡再进，而夜热益甚。此中机掫，大可寻思！所喜丝瓜汁大能清火解毒，可以稍衰其焰。然战汗后热仍不解，情已可虞，人参白虎用在汗下之后，颇为针对，何又升、柴、苍术，庞杂益甚。文垣治热，理路终未纯正，此岂可与近人理法同日而语者。所以升扰胃热，透泄于表，则为紫斑。此时正虚邪实，势已发发可危，再投竹叶石膏，亦尚合辙，而又必杂入苍术、柴胡，温燥升阳，可谓到底不悟！唯末后胯痛，纯属阴虚，用药尚能得诀。须知前苟无柴葛之妄举，即在误下之余，尚或不至阴伤如是，唯其一升再升，致令肝肾真阴屡经提拔，是以下虚益甚，直到外热尽解，始能用枸杞、木瓜、归、芍、柏、地，专顾阴分，转祸为福，其实解铃之人，仍出系铃人之一手耳。孟英只谓可议，颐窃以为王议未能尽抉其谬也。"

疫病滞下

【案例原文】 温巽桥子妇，吴车驾涌澜公长女也。发热恶心，小腹痛，原为怒后进食，因而成积，左脚酸已十日矣。南浔有陈女科，始作瘟疫疗治，呕哕益加。又作疟治，粒米不能进，变为滞下，里急后重，一日夜三十余行。陈技穷而辞去。且言曰：非不尽心，犯逆症也。下痢身凉者生，身热者死；脉沉细者生，脉洪大者死。今身热脉大，而又噤口，何可为哉？因请予治。脉之，两手皆滑大，尺部尤搏指。予曰：症非逆，误认为疫为疟，治者逆也。虽多日不食，而尺脉搏指，《内经》云：在下者引而竭之。法从下可生也。即与当归龙荟丸一钱五分，服下，去稠积半盆，痛减大半，不食者十四日，至此始进粥一瓯，但胸膈仍饱闷不知饿。又与红六神丸二钱，胸膈舒而小腹软，惟两跨痛，小腹觉冷，用热砖熨之，子户中白物绵绵下，小水短涩。改用五苓散加白芷、小茴香、白鸡冠花、柴胡服之，至夜满腹作疼。亟以五灵脂醋炒为末，酒糊为丸三钱，白汤送下，通宵安寝，次日，精神清健，饮食大进，小水通利矣。而独白物仍下，再用香附炒黑存性，枯矾各一两，面糊为丸，每空心益母草煎汤送下二钱，不终剂而白物无，病痊愈矣。专科报然称奇而服，录其案验而去。

【出处】此则医案出于明代孙一奎《孙文垣医案》卷一《温巽桥子妇滞下》。

【分析】患者症见发热恶心，小腹痛，原为怒后进食，因而成积，呕哕交加。他医诊为噤口疫或疟，因二者皆有饮食不进，食入即吐，或呕不能食者。实则小腹成积，气机不能承接上下使然，当遵《内经》"在下者引而竭之"之法。《素问·至真要大论》言："寒因寒用，热因热用，塞因塞用，通因通用，必伏其所主，而先其所因。"本案通利之症皆因瘀积使然，当通因通用。

张凤逵治温疫阳证阴脉

【案例原文】张凤逵万历丁未三月间寓京师，吏部刘蒲亭病剧求治，已备后事，谵语抹衣，不寐者七八日矣。御医院吴思泉，名医也，偕数医治之。张诊脉，只关脉洪大，其余皆伏，乃书方竹叶石膏汤。咸惊曰：吴等已煎附子理中汤，何冰炭如是？张诘之。吴曰：阳症阴脉，故用附子。张曰：两关洪大，此阳脉也。其余经为火所伏，非阴脉也。一剂，谵语抹衣即止，熟寐片时。再诊之，洪者平而伏者起矣。又用辛凉药调理全愈。

【出处】此则医案出于清代魏之琇《续名医类案》卷五《疫》。检其原始出处，此则医案出于明代医家张鹤腾（字凤逵）《伤暑全书》卷上《脉理》。

【分析】前医以患者关脉洪大，其余皆伏，判定为阳症阴脉，主张用附子理中汤补虚回阳，温中散寒。张凤逵认为患者两关洪大，乃是阳脉；其余经为火所伏，非阴脉，故用竹叶石膏汤之寒凉，清内外热炽。患者服药后，谵语抹衣即止，洪脉平，伏脉起，再经辛凉药调理而全愈。

此案对辨析温病脉理极有启发。阳邪伤气，气必烦蒸，故患者身热神昏；气散不敛，故患者脉虚。脉隐伏微弱，是脉虚的表现，不能简单视为阴脉。阳邪逼勒而致脉伏者常有，正如张凤逵《伤暑全书·脉理》引刘覆真之语所言："温有一二部无脉者，暑热有三四部无脉者，被火所逼勒而藏伏耳，非绝无也，于病无妨，攻之亦易。医人一诊惊走，不知照经用辛寒药，火散而脉起，脉起而病愈，徒骇何益乎？要在辨之详耳。盖温热病，有中一二经，始终止在此一二经，更不传递别经者，其一二经或洪数，则别经弱且伏，依经络调之，则洪者平，伏者起，乃愈征也。"是为的论。

【历代名医点评】此则医案，张凤逵自评曰："脉症有相合者易知，有相左者难知，脉明而后可以辨证，证真而后可以施药，要在虚心细察，不可执己见而以百药尝试，令命在反掌间也，慎之慎之！"

清代医家叶霖增订《伤暑全书》，在此则之下有按语："霖按：温暑之脉多有伏者，然总不全伏，若诊一二部未伏之脉必洪数，虽不洪数，细按之定必有力，初病尤当于血气中以辨寒热。《素问·阴阳应象大论》曰：左右者，阴阳之道路也。水火者，阴阳之征兆也。此论血气阴阳之升降，以藏气言，肝木左升，肺金右降，以脉体言，左属血，右属气。凡诊感证之脉，伤寒多盛于左部，寒伤形，伤其有形之营血也。温暑多盛于右部，热伤气，伤其无形之卫气也。此水火之征兆，血气之左右，不可不察。若湿甚热微者，又不可泥此。"

叶霖又按曰："夫血气阴阳，错宗互用，其理渊微，言之不尽。自东垣《辨感论》，强分左为人迎，右为气口，以人迎脉大于气口属外感，气口脉大于人迎属内伤。然此所云外感者，指外感风寒而言。云内伤者，指内伤饮食而言。盖寒伤形血，故脉盛左部，食伤胃府，故脉盛右关。

后世医家，误会其意，竟谓凡病外感，皆当左盛，凡病内伤，皆当右盛，血气不分，阴阳莫辨，虽有王安道论之于前，吴又可论之于后，奈积习难反，寒热倒施，能不遗人夭扎。鲜矣！若夫伤寒传入阳明，右关脉实大者，燥矢填于胃府，宜议下，温暑陷入阴经，左关尺数大者，肝肾之伏热，与外热相搏，多不治。活法在人，不可拘执，左大风寒，右大温暑也。然而初病风寒，浮紧必盛于左部，初病温暑，洪数必盛于右部，此又不可不察也。"

江应宿治疫病案

【案例原文】江篁南治给事中游让溪，嘉靖壬子正月，忽感大头风症，始自颈肿，时师以为外感，而误表之。继以为内伤，而误补之。面发赤，太阳俱肿，头顶如裂，身多汗，寐则谵语，绵延三日，喘咳势急，其亲汪子际，以竹茹橘皮汤，继以川芎茶调散合白虎汤，去人参服一剂而减，次日用前方，去寒峻药，至晚渐定。目轮发水泡数个，余肿渐消，独耳后及左颊，久而不散。又次日以当归六黄汤为主，加散毒之药，延及两旬，顶巅有块如鸡子大，突起未平，及面颊余肿未消，有时头疼，大便稀溏。时二月中旬，江至诊得左脉浮小而駃，右脉大近快，有勃勃之势，江按脉症，当从火治。以生黄芪八分，白术、薏苡各一钱半，茯苓、片芩各八分，生甘草三分，煎加童便服，次日脉稍平，然两颊尚赤，早间或觉头痛，盖余火未全杀也。黄芪加作一钱二分，薏苡加作二钱，顶块渐消，以后加生芪二钱，更饮绿豆汤、童溲，五剂而愈。

【出处】此则医案出于明代张凤逵《增订叶评伤暑全书》卷下《疫证治案》。

【分析】本案病情初起，因风热疫毒之邪，壅于中焦，发于面部而致大头瘟，应采用清热解毒、疏风散邪之法。然反复清热疏风，难免伤及脾胃，而致大便稀溏。病情再次复发，察其脉，"左脉浮小而快，右脉大近快"，虽此病当从火治，但脉象已提示里虚，故药用生黄芪、白术、薏苡仁、茯苓、片芩、生甘草以益气健脾，后追加黄芪、薏苡仁用量，病乃向愈。

【历代名医点评】宿按：阳明邪热，兼少阳相火为病，视其病势在何部？随经处治。当缓弗令重剂，过其病所，阳明为邪，首大肿，少阳为邪，出于耳前后，予每治此症，初用凉膈散，继以消毒饮，无不立愈。

吴又可医案

温疫因证数攻

【案例原文】朱海畴者，年四十五岁，患疫得下证，四肢不举，身卧如塑，目闭口张，舌上苔刺，问其所苦不能答。因问其子，两三日所服何药，云进承气汤三剂，每剂投大黄两许不效，更无他策，惟待日而已，但不忍坐视，更祈一诊。余诊得脉尚有神，下证悉具，药浅病深也。先投大黄一两五钱，目有时而小动，再投舌刺无芒，口渐开能言。三剂舌苔少去，神思稍爽。四日服柴胡清燥汤，五日复生芒刺，烦热又加，再下之。七日又投承气养荣汤，热少退。八日仍用大承气，肢体自能少动。计半月，共服大黄十二两而愈。又数日，始进糜粥，调理两月平复。凡治千人，所遇此等，不过三四人而已，姑存案以备参酌耳。

【出处】此则医案出于明代吴又可《温疫论》上卷《因证数攻》。

【分析】孙思邈言："胆欲大而心欲小，智欲圆而行欲方"，尤其对于急症重症。"大毒去大病"，民国吴佩衡有"中药十大虎将"之说，用药如用兵，如若辨证准确，要放胆用之。再者，《伤寒论》言："阳明病……恐有燥屎，欲知之法，少与小承气汤，汤入腹中，转矢气者，此有燥屎，乃可攻之；若不转矢气者，此但初头硬，后必溏，不可攻之，攻之，必胀满不能食也。"对于承气之法，张仲景有"试药"之说。本案初用"大黄两许"，但"脉尚有神"，故知病重药轻，叠用下法，则神机活现。中病即止，最后以养阴润燥之法收功。

吴又可治疫主张以"祛邪"为第一要义，其有"温病下不厌早"和"逐邪勿拘粪结"的学术思想。下法的频率、方剂选择、用量应密切结合患者的脉证表现，有是证则投是药，贵在临证时对患者的个体化诊治。

温疫吐血

【案例原文】吴江沈青来之室，少寡，素多郁怒，而有吐血证，岁三四发，吐后即已，无有他证，盖不以为事也。三月间，别无他故，忽有小发热，头疼身痛，不恶寒而微渴，若恶寒不渴者，乃感冒风寒，今不恶寒微渴者，疫也。至第二日，旧证大发，吐血倍常，更加眩晕，手振烦躁，种种虚躁，饮食不进，且热渐加重，医者病者，但见吐血，以为旧证复发，不知其为疫也，故以发热认为阴虚，头疼身痛认为血虚，不察未吐血前一日，已有前证，非吐血后所加之证也。诸医议补，问予可否，余曰：失血补虚，权宜则可，盖吐血者内有结血，正血不归经，所以吐血也。结血牢固，岂能吐乎，能去其结，于中无阻，血自归经，方冀不发。若吐后专补，内则血满，既满不归，血从上溢也。设用寒凉尤误。投补剂者，只顾目前之虚，用参暂效，不能拔去病根，日后又发也。况又兼疫，今非昔比，今因疫而发，血脱为虚，邪在为实，是虚中有实，若投补剂，始则以实填虚，沾其补益，既而以实填实，灾害并至。于是暂用人参二钱，以茯苓、归、芍佐之，两剂后，虚证减退，热减六七，医者病者皆谓用参得效，均欲速进，余禁之不止，乃恣意续进，便觉心胸烦闷，腹中不和，有气求哕不得，此气不时上升，便欲作呕，心下难过，遍体不舒，终夜不寐，喜按摩捶击，此皆外加有余之变证也。所以然者，止有三分之疫，只应三分之热，适有七分之虚，经络枯涩，阳气内陷，故有十分之热。分而言之，其间是三分实热，七分虚热也。

向则本气空虚，不与邪搏，故无有余之证。但虚不任邪，惟懊憹、郁冒、眩晕而已，今投补剂，是以虚证减去，热减六七，所余三分之热者，实热也，乃是病邪所致，断非人参可除者，今再服之，反助疫邪，邪正相搏，故加有余之变证，因少与承气微利之而愈。按此病设不用利药，宜静养数日亦愈。以其人大便一二日一解，则知胃气通行，邪气在内，日从胃气下趋，故自愈。间有大便自调而不愈者，内有湾粪，隐曲不得下，下得宿粪极臭者，病始愈。设邪未去，恣意投参，病乃益固，日久不除，医见形体渐瘦，便指为怯证，愈补愈危，死者多矣。

【出处】此则医案出于明代吴又可《温疫论》上卷《乘除》。

【分析】医者应辩证认识"扶正"与"祛邪"二者的关系，补益之品，非扶正也；泄下之品，亦非祛邪。《金匮要略》言："若五脏元真通畅，人即安和"，故人体有无疾患，在于元真是否通畅。若有痰、湿、瘀、郁、燥屎等病理产物，攻逐亦为扶正；若元气亏虚，血弱气尽则腠理开，则补益亦为祛邪。因此，自古有刘完素"攻下"之说，李东垣"扶土"之言。

吴又可有论述："病有纯虚纯实，非补即泻，何有乘除？设遇既虚且实者，补泻间用，当详孰先孰后，从少从多，可缓可急，随其证而调之。"本瘟疫案中，疠气邪盛，"邪"是主导，当以"透邪"为第一要义，不可妄投补益，更不能纯用补益，则有"关门留寇"之弊。这也是吴又可在《温疫论》反复强调"误认怯证，日进参芪，愈壅愈固，不死不休"的原因。

时疫

【案例原文】施幼升卖卜颇行，年四旬，秉赋肥甚。六月患时疫，口燥舌干，胎刺如锋，不时太息，咽喉肿痛，心腹胀满，按之痛甚，渴思冰水，日晡益甚，小便赤涩，得涓滴则痛甚，此当下之症也。缘通身肌表如冰，指甲青黑，六脉如丝，寻之则有，少按则无。医者不究里症热极,但引陶氏《全生集》以为阳症,但手足厥逆,若冷过手肘膝,便是阴症。今已通身冰冷,比之冷过肘膝更甚,宜其谓阴症一也。且陶氏论阴阳二症,全在脉之有力无力中分。今已脉微欲绝,按之如无,比之无力更甚,宜其为阴症二也。阴症而得至阴之脉,又何说焉?遂投附子理中汤。末延吴至,以脉证相参,表里比较,此阳症之最重者。因内热之极,气道壅闭,下症悉具,但嫌下之晚耳。因内热之极,至周身冰冷,此体厥也。六脉如无者,群龙无首之象,症亦危矣。急投大承气汤,嘱其缓缓下之,脉至厥回,便得生矣。其妻以一曰阴症,一曰阳症,天地悬绝,疑而不服。更一医,指言阴毒,须灸丹田。又三医续之,皆言阴症,妻乃惶惑。病者自言:何不卜之神明?遂卜得从阴则吉,从阳则凶。更惑于医之议阴症俱多,乃进附子汤,下咽如火,烦躁之极。叹曰:吾已矣,药之误也。言未已,转剧,不超时竟殒。

【出处】此则医案出于清代魏之琇《续名医类案》卷五《疫》。检其原始出处,此则医案首见于明代吴又可《温疫论》上卷《体厥》。

【分析】施幼升于六月感时疫戾气,化热传里入腑,消灼津液,故口干欲饮,舌苔点刺,日晡潮热;热蒸咽喉,可见肿痛;气机升降失调,邪实结于体内,故有心腹胀满,按之痛甚。而阳热内盛,格阴于外,阴阳不相顺接,可出现热极反见肌表如冰、脉微欲绝的阳证阴脉之象。施某先有身热口干、心腹胀满、小便赤涩,后有肢厥脉微。真象为本,现于假象之前,贯穿始终,故热盛为真。此为实热内结,治宜泻热通腑,可服大承气汤。病性属里实热证,已成热极之势,若失治误治,终致亡阴亡阳,回天乏术。医家治疗出现分歧,或以厥冷过膝、脉象属阴判断此为阴症。却不知阳热愈盛,格拒之势愈重,即所谓热深厥亦深。吴又可诊断施某乃阳症之最重者,甚当。内热至极,气道壅闭,邪热结聚之象;腑气不通,阳气被遏,不能布达,故发体厥,故周身冰冷,六脉如无,当急投大承气汤。但医者议阴症者多,施某难以遽断，卜之神明，误以从阴为吉，进大辛大热之附子汤，助阳格阴，烦躁至极，最终阴阳离决，不幸殒命。

【历代名医点评】《续名医类案》此案后附文田的点评："此症当加生地、元参、麦冬于承气汤中为正法，惜吴又未知此耳。"

清代陆以湉《冷庐医话》卷三"阴证阳证"，点评此案："观此知阴证似阳，又未可以脉沉弱、指甲青冷为凭。余按：成无己曰，丹厥若始得之，手足便厥而不温者，是阴经受邪，阳气不足，可用四逆汤。若手足自热而至温，从四逆而至逆者，传经之邪也，四逆散主之。此说辨别至为精审。又凡六气之感，异于伤寒之传经者，惟舌较为可凭，阴证亦有黑苔、焦黄苔，然其苔必浮胖，或滑润而不枯，此等处非细心体察，鲜不致误。（上海王协中敬义《疫疠溯源》载：吴门汪姓患疫症，适当盛暑，体厥四肢冷极，脉虚，医用参附并四逆等药，遂至危殆，及延余诊，见其咬碎唇舌，周身赤斑成片，形倦而口中谵妄不成语句，脉参伍极乱，已无下手处矣。以此合魏案观之，知阳证阴脉，误投温热，必至杀人，可不惧哉！）上所述通身肌表如冷，指甲青黑，六脉如丝，进附子汤而殒，此阳证似阴，误作阴证治而死也。"

疫后气复

【案例原文】严氏妇年三十，时疫后，脉症俱平，饮食渐进，忽然肢体浮肿，别无所苦，此即气复也。盖大病后，血未成，气暴复，血乃气之依归，气无所依，故为浮肿。嗣后饮食渐加，浮肿渐消。若投行气利水药则谬矣。

【出处】此则医案出于清代魏之琇《续名医类案》卷五《疫》。检其原始出处，此则医案出于明代吴又可《温疫论》下卷《损复》。

【分析】清代医家何梦瑶《医碥·愈后诸证论治》："愈后能饮食，肢体浮肿，此气复也。胃气大健则浮肿消，勿误为水气。"此案中，患者肢体浮肿，乃疫后血未成，气暴复，气无所依的表现。

吴又可《温疫论·损复》论气复的机理："邪之伤人也，始而伤气，继而伤血，继而伤肉，继而伤筋，继而伤骨。邪毒既退，始而复气，继而复血，继而复肉，继而复筋，继而复骨。以柔脆者易损亦易复也。"气是最为柔脆者，疫后气复所致的浮肿，待饮食渐加，血得滋养，气有依归，浮肿自然渐消。若因浮肿而妄投行气利水药，则大谬。吴又可此论宜谨记。

【历代名医点评】清代医家魏之琇评曰："据所云，则养血之剂宜投也。"

清代医家文田评曰："文田案：魏氏之论是矣。此当用复脉汤，去参、桂、姜、枣。"

疫后浮肿

【案例原文】张德甫，年二十，患噤口痢，昼夜无度，肢体仅有皮骨，痢虽减，毫不进谷，以人参一钱煎汤，入口不一时，身忽浮肿，如吹气球，自后饮食渐进，浮肿渐消，肿间已有肌肉矣。若大病后，三焦受伤，不能通调水道，下输膀胱，肢体浮肿，此水气也，与气复悬绝，宜《金匮》肾气丸及肾气煎，若误用行气利水药必剧。凡水气，足冷肢体常重；气复足不冷，肢体常轻为异。

【出处】此则医案出于明代吴又可《温疫论》下卷《损复》。

【分析】噤口痢是属于痢疾之一，表现为饮食不进，食入即吐，或呕不能食。患者因久病而致体瘦如柴，如若认为患者身体虚弱，以人参进之，却生"浮肿"一症。浮肿是指通身或局部水肿，按之凹陷者。皮肤浮肿应有"水肿"和"气肿"之分，前者皮肤肿胀而有水色，按之陷下不起；后者皮色不变，按之即起。经云："三焦者，决渎之官，水道出焉。"大病之后，经络瘀滞，往往三焦不通，不能通调水道。此时应配合温肾以调气利水，不可纯用补益之剂。本案突入补益之品，虽然符合"虚则补之"之法，但更使三焦涩滞难行而致身体浮肿。同时，医者不可误认为"气肿"而用行气利水之法，则泄气致虚，加重病情。此时当温肾调气，以肾气丸或肾气煎治之。

钱国宾医案

羊毛瘟

【案例原文】钱国宾治管船王元暴病，头痛身热，倦卧懒动，不恶寒，只畏热，舌红肌黄，二便不利，六脉浮洪。视其症脉，瘟病也。用清凉发散之剂，八日罔效。再四审之，心胸腹胁，俱无他症，口渴饮水，欲向外卧。令人移出，解衣视其前后心间，有黑点数十，如疙蚤斑，知为羊毛瘟也。用小针于黑处一挖即出毛一茎，凡取数百茎，乃少安。日食西瓜十一个，数日乃愈。

【出处】此则医案出于清代魏之琇《续名医类案》卷五《疫》。检其原始出处，此则医案出于明代医家钱国宾《寿世堂医案》。

【分析】羊毛瘟，起病则有红点在背，挑破，则中有羊毛状物。邵仙根评点《伤寒指掌》认为羊毛瘟"无得活者，死有数百万。当博求《千金方》《外台秘要》《圣济总录》等书，或有治法"，其说过于夸张，此症并非无治。此案就记载了钱国宾诊治羊毛瘟的简便法门。王某头痛身热，畏热懒动，舌红肌黄，二便不利，六脉浮洪，钱国宾诊为瘟病，用清凉发散之剂治之，八日无效，于是重新审视，发现患者欲向外卧，遂令人将之移出，解衣观察，患者前后心间，有黑点数十处，如疙蚤斑，知为羊毛瘟，用针挖出数百茎毛，令食西瓜，数日痊愈。羊毛瘟所起疹形红点，紫黑色为老，淡红者为嫩。此案中，疹如黑点，是由嫩转老的反映。

钱国宾不遽易其方而反复探求医方不效之故，是为审病的圭臬。钱国宾是明代万历年间的医家，至晚清之时，已少有人知，其所著《寿世堂医案》四十则多记奇疾，《中国中医古籍总目》已无记载，《续名医类案》辑录其中近三十则医案，正如《冷庐医话》所言："观此则钱亦当时名手，而今罕有知之者，不有《续名医类案》，不几湮没无传乎？"

【历代名医点评】此则医案后有魏之琇的按语："用药不误，而不能取效，则必反更审视，以求其不效之故，始克有济。若不效，即遽易方，数易之后，必致迷误。此案可为审病之法。"

此则医案后有清代医家文田的按语："热在胃腑，而求之肌表之间，安得见效？此白虎证也。凡善治温病者，以汗解，其次以疹解，其次以斑解。至于斑点发黑，此阴伤于辛散之故也。而随俗指为羊毛瘟，岂非庸医乎？"

天行时疫

【案例原文】癸亥冬，山海关天行时疫，病者头痛发热，恶心口渴，神昏欲寐，四肢不举，其肉推之则一堆，平之则如故。医有作伤寒者，有作时气者，投以发散药，无不加重，死者数百。时督师阁部孙及赞画各伤一仆。至乙丑春，钱之关门谒太师，谈次问及，曰：此症天行时疫，名肉行也。人肉属土，土燥则崩，土湿则流，其邪感于血脉肌肉，不比伤寒所治也。古今医集不载，止于《官邸便方》见此异症一款。因人血枯，而感天时不正之气，当大补血。用首乌、枸杞、归、地等味，少加羌活风药，足以应病矣。若经发散，立死无疑。

【出处】此则医案出于清代魏之琇《续名医类案》卷二十二《奇疾》。检其原始出处，此则医案出于明代医家钱国宾《寿世堂医案》。

【分析】肉行是一种特殊的天行时疫，多为血枯而感受天时不正之气所致的疫病，症见头痛发热，恶心口渴，神昏欲寐，四肢不举，其肉推之则一堆，平之则如故。钱国宾认为此证不可用伤寒发散之法，而应大补血。血气得补，则滋养皮肉，所谓"人肉属土，土燥则崩，土湿则流"。故治宜用补血药，如首乌、枸杞子、当归、熟地黄等，酌加羌活等一二味风药。肉行是古代疫病中的奇疾，《续名医类案》所载此案，可补瘟疫诸书之缺。

【历代名医点评】此则医案后有清代医家王孟英的按语："土湿则流，深中肯綮，何以不用治湿热之药？"

清代医家陆以湉《冷庐医话·古人》评曰："《续名医类案》卷三十'奇疾门'钱国宾案注云：钱塘人，万历时人，有《寿世堂医案》四十则，多奇疾，乃刻本由杭太史董甫处借得，凡三十二字，阁本无，魏氏家藏本有奇疾门。钱论肉行一症，可补瘟疫诸书之缺。"

清代

喻嘉言医案

春瘟

【案例原文】金鉴春日病瘟，误治二旬，酿成极重死症，壮热不退，谵语无伦，皮肤枯涩，胸膛板结，舌卷唇焦，身倦足冷，二便略通，半渴不渴，面上一团黑滞。前医所用之药，不过汗下和温之法，绝无一效。喻曰：此症与两感伤寒无异，但彼日传二经，三日传经已尽即死。不死者，又三日再传一周定死矣。此春温症不传经，故虽邪气留连不退，亦必多延几日，待元气竭绝乃死。观其阴症阳疾，两下混在一区，治阳则碍阴，治阴则碍阳。然法曰：发表攻里，本自不同。又谓：活法在人，神而明之，未尝教人执定勿药也。吾有一法，即以仲景表里二方为治，虽未经试验，吾天机勃勃自动，若有生变化行鬼神之意，必可效也。于是以麻黄附子细辛汤，两解其在表阴阳之邪，果然皮间透汗，而热全清。再以附子泻心汤，两解其在里阴阳之邪，果然胸前柔活，而人事明了，诸症俱退，次日即食粥，以后竟不需药。只在此二剂，而起一生于九死，快哉。

【出处】此则医案出于清代魏之琇《续名医类案》卷五《疫》。检其原始出处，此则医案首见于清初名医喻嘉言《寓意草》卷一"治金鉴伤寒死症奇验"。

【分析】金鉴所患春瘟，属于太少两感证，太阳与少阴互为表里的两经同时受邪，同时发病，表里不可并攻，阴阳难同一法，故极为难治。喻嘉言向以张仲景衣钵真传自居，此案便是活用张仲景治表、治里二方。先以麻黄细辛附子汤"两解其在表阴阳之邪",方中附子温经助阳,细辛气味辛温雄烈,佐附子以温经,佐麻黄以解表,故而于温阳中促进解表,于解表中不伤阳气,故而金某服药后"果然皮间透汗,而热全清";再以附子泻心汤"两解其在里阴阳之邪",方中黄芩、黄连、大黄苦寒清泻,附子辛热扶阳固表,金某服后"果然胸前柔活,而人事明了,诸症俱退"。此案喻嘉言创新使用两个经方,两解金某在表在里阴阳之邪,运用之妙,存乎一心,可谓神乎其技。

【历代名医点评】 此案后魏之琇的按语:"有此案后学宜反复详玩之。"

清代医家余震《古今医案按》卷二"温热病"收录此案,有按语曰:"此条立法甚巧,惜不载脉象若何?然读嘉言春温论,自述收功反掌,并笑人见热烦枯燥之证而不敢用附子者之愚,则脉不必论耶。又云:冬不藏精之春温,初发时未必脉微数,惟不用麻附细辛、麻附甘草二方,驯至脉微且数,而汗下温皆不能救。见解独辟。又周禹载曰:温疫大法,以证为则,毋专以脉为据。亦必有所见而云然也。"

时疫发斑

【案例原文】 喻嘉言治钱仲昭,患时气外感三五日,发热头疼。服表汗药,疼止热不清,口干唇裂,因而下之,遍身红斑,神昏谵语,食饮不入,大便复秘,小便热赤,脉见紧小而急。曰:此症前因误治阳明胃经,表里不清,邪热在内,如火燎原,津液尽干,以故神昏谵妄。若斑转紫黑,即刻死矣。目今本是难救,但其面色不枯,声音尚朗,乃平日保养肾水有余,如旱田之侧,有下泉未竭,故神虽昏乱,而小水仍通,乃阴气未绝之征,尚可治之。不用表里,单单只一和法,取七方中小方,而气味甘寒者用之,惟如神白虎汤一方,足以疗此。盖中州元气已离,大剂、急剂、复剂,俱不敢用,而虚热内炽,必甘寒气味,方可和之耳。

但方虽宜小，而服则宜频，如饥人本欲得食，不得不渐渐与之，必一昼夜频进五七剂，为浸灌之法，庶几邪热以渐而解，元气以渐而生也。若小其剂，复旷其日，纵用药得当，亦无及矣。如法治之，更一昼夜，热退神清，脉和食进，其斑自化。

【出处】此则医案出于清代魏之琇《续名医类案》卷五《疫》。检其原始出处，此则医案出于明末清初名医喻嘉言《寓意草》卷一"治钱仲昭伤寒发斑危证奇验"。

【分析】此案患者外感时疫，头痛发热，本应以辛凉药解表，前医却误用辛温药发汗，导致邪热入里；后又因误下，致胃气受损，阳明热毒内陷营血，致发红斑。邪热在内，劫烁津液，故而神昏谵妄。疫病发斑，属于气血两燔，其色泽是观察疫病发展阶段的参考因素之一。清代医家雷丰《时病论·温毒》："盖温热之毒，抵于阳明，发于肌肉而成斑，其色红为胃热轻也，紫为热甚者重也，黑为热极者危也，鲜红为邪透者吉也。"所幸本案患者红斑尚未转紫黑，且肾水未竭，故尚可治疗。喻嘉言以肾水之有余或枯竭作为判断疫病吉凶的依据之一，有一定的启发意义。

根据患者症状，喻嘉言取七方中的小方，以气味甘寒的如神白虎汤，解患者内炽的虚热，令患者小剂频服而取捷效。方用石膏、知母清泻阳明，栀子清热解毒，人参、麦冬、五味子补益气阴，甘草、姜、枣和胃安中，皆为对症之药。此案用小剂浸灌之法，有利于保全胃气，避免大剂截夺而患者不耐受之弊，对于临床治疗疫病重症颇有借鉴意义。

【历代名医点评】明末清初胡卣臣捐资刊刻喻嘉言《寓意草》，在此案之后有评语曰："病与药所以然之地，森森警发。"

魏之琇《续名医类案》卷五《疫》记载张璐治黄以宽风温，附带也对此案有评论："喻嘉言治钱仲昭，亦以其肾水未竭。故伤寒多死下虚人，非虚语也。"

张璐医案

风温

【案例原文】黄以宽，风温十余日，壮热神昏，语言难出，自利溏黑，舌胎黑燥，唇焦鼻煤。先误用发散消导数剂，烦渴弥甚，恣饮不辍。此本伏气郁发，更遇于风，遂成风温。风温脉气本浮，以热邪久伏少阴，从火化发出太阳，即是两感。幸年壮质强，已逾三日六日之期，症虽危殆，良由风药性升，鼓激周身元气，皆化为火，伤耗真阴。少阴之脉不能内藏，所以反浮。古人原无治法，惟少阴例中，则有救热存阴，承气下之一症，可借此以迅扫久伏之邪。审其鼻息不鼾，知水之上源未绝，无虑其直视失溲也。酌用凉膈散加人中黄、生地，急救垂绝之阴。服后下溏黑三次，舌胎未润，烦燥不减。更与大剂凉膈，大黄加至二两，兼黄连、犀角，三下方得热除。于是专以生津止渴，大剂投之，舌胎方去，津回渴止而愈。

【出处】此则医案出于清代魏之琇《续名医类案》卷五《疫》。检其原始出处，此则医案首见于清代张璐《张氏医通》卷二《诸伤门·伤寒》。

【分析】黄以宽患风温十余日，壮热神昏，自利溏黑，舌胎黑燥，又误用发散消导药，津竭烦渴，恣饮不辍。风温脉气本浮，以热邪久伏少阴，从火化发出太阳，即是两感。证实脉虚，本难图治，幸好黄某年壮体强，已逾三日六日之期，症虽危殆，良由风药性升，鼓激周身元气，皆化为火，伤耗真阴。少阴之脉，不能内藏，所以反浮。黄某鼻息不鼾，肾水之上源未绝，急救垂绝之阴，张璐予凉膈散清上中焦邪郁生热，加人中黄清热泻火，加生地清肝肺之热。人中黄为时疫专药，本甘草所制，渍以滓秽，专解脏腑恶毒，从下而泄。凉膈散服后，舌胎未润，烦燥不减，热象仍盛，盖因杯水不能救车薪之火，故增投原方剂量，加黄连、犀角清营血热，终得热除。再以生津止渴，大剂投之，黄某津回渴止而愈。

【历代名医点评】清代名医魏之琇评曰："喻嘉言治钱仲昭，亦以其肾水未竭，故伤寒多死下虚人，非虚语也。按：喻嘉言治金鉴类两感，其论症与此略同，第金则舌卷足冷身蜷，而便略通。此则舌黑唇焦鼻煤，而利溏黑。故金则以麻黄附子细辛及附子泻心，此则专用凉膈，其治法不同如此。"

民国名医何廉臣《重订广温热论》评此则医案："温为伏气，风是新感，风温一证，即叶天士所谓'新邪引动伏邪'是也。法当辛凉清解，轻剂如刘氏桔梗汤、防风解毒汤，重剂如缪氏竹叶石膏汤、叶氏荷杏石甘汤，皆有特效。切忌辛温消散，劫烁津液，骤变则为痉厥，缓变则为肺痨，临证者切宜慎重。"

玳瑁瘟

【案例原文】张路玉治洪氏女，初冬发热头痛，胸满不食。已服发散消导四剂，至六日，周身痛楚，腹中疼痛，不时奔响，屡欲圊而不行，口鼻上唇忽起黑色成片，光亮如漆，与玳瑁无异，医骇辞去。张诊之，喘汗脉促，神气昏愦，虽症脉俱危，喜其黑色四围有红晕鲜泽，若痘疮之根脚，紧附如线，他处肉色不变，许以可治。先与葛根、黄芩、黄连，加犀角、连翘、荆、防、紫荆、人中黄，解其肌表毒邪。侯其黑色发透，乃以凉膈散加人中黄、紫荆、乌犀，微下二次。又与犀角地黄汤加人中黄之类，调理半月而安。此症书所不载，唯庞安常有玳瑁瘟之名，而治法未备，人罕能识。先是一人患此濒危，口耳鼻孔皆流鲜血，亦不能救。大抵黑色枯焦不泽，四围无红晕，而灰白色黯者，皆不可救。其黑必先从口鼻至颧颊目胞两耳，及手臂足胫，甚则胸腹俱黑，从未见于额上肩背阳位也。

【出处】此则医案出于清代魏之琇《续名医类案》卷五《疫》。

检其原始出处，此则医案出于清代张璐《张氏医通》卷二《诸伤门·伤寒》。

【分析】玳瑁瘟，古医籍极少记载，庞安常提出玳瑁瘟之名，但治法未备，人罕能识。此则医案记载洪氏女初冬时发热头痛，胸满不食，服发散消导剂后，周身痛楚，口鼻上唇忽起成片黑色，宛如玳瑁，这是火郁内伏之象。张璐诊断后认为患者虽然症脉俱危，但黑色四周有红晕，尚可救治，以葛根黄芩黄连汤，加犀角、连翘、荆芥、防风、紫荆、人中黄，解其肌表毒邪。俟其黑色发透，改用凉膈散加人中黄、紫荆皮、犀角微下之，再以犀角地黄汤加人中黄调理痊愈。这则医案，是古医籍中对玳瑁瘟论述最详者，具有重要的文献价值。

【历代名医点评】清代医家俞震《古今医案按》卷二《温疫》亦录此医案，并有按语："震按：戈存橘《补天石》有黄耳、赤膈二证。赤膈亦头疼身痛发热，但胸膈赤肿，或起疱。用荆防败毒散去参，加犀角、芩、连、紫荆皮，表证退后便燥者，用凉膈散。张公之案，蓝本于此，但所叙诸瘟，近不概见。故屠苏饮久不问，而老君神明散、务成子萤火丸、太仓公辟瘟丹、李子建杀鬼圆等，皆无人道及。惟五瘟、消毒丸、黑奴丸、人中黄丸、香苏散、清凉救苦散等方尚有用者，以其药平稳而方简易也。"

郑重光医案

时疫

【案例原文】戊寅年九月杪，余年六十一矣，又染时疫，初则巅顶微疼，夜则两腿酸痛，次日即呕哕，午后寒热似疟，而无汗解，夜半热退，邪气混合三焦，难分经络，若六七日不得汗，势必要死。预召门人熊青选，授以治法。而脉弦紧无常，寒则细，热即数，漫无专经。惟以初病巅疼，作厥阴病治。用桂枝、细辛、赤芍、半夏、姜、附、吴萸、人参、甘草，解肌温里。如斯五日，病不减而增剧。至六日，中夜寒热不得汗，烦躁欲死。与门人商之，余非邪气实不得汗，乃正气虚不能汗也。以人参三钱，生姜三钱，仿露姜饮法试之。煎服颇安，渣再煎服，有欲睡之机，而胃中饥甚，索米饮。家人见热甚不与，余勉起床，取糕数片，索汤，家人不得已，与汤一碗，将糕泡化，尽食之，觉胸中泰然，就枕片刻，即汗出，自顶至瞳，衣为之湿，至五更汗方敛，次日即全解矣。经云：汗生于谷。良不诬也，以此征之。时疫邪不传胃，不能尽绝谷气。

【出处】 此则医案出于清代郑重光《素圃医案》卷一《伤寒治效》。

【分析】 "保胃气，存津液"，这一治则广泛适用于急性传染病的治疗。经云："汗生于谷"，"营卫皆源于中焦"，脾胃消化受纳腐熟水谷，产生水谷精微，而汗津皆有赖于中焦之气的化生，"存津液"也必须在保胃气的基础上才能体现出来。本案患者症见不得汗、烦躁欲死，医家以露姜饮法试之，方中人参大补脾中之气，生姜辛温以散余邪，补而不滞，散而不泄。时疫之邪若不传胃，则不能尽绝谷气，阴津可再生，医者可有力挽狂澜的机会。经云："有胃气则生，无胃气则死"，正是此意。

痢疾

【案例原文】 朱贞启文学，年六十外，初秋患痢，其证恶寒发热，脉浮而数，头疼身痛，目赤口干，而又腹痛，痢下脓血，不离秽桶。此虽挟表之证，其势甚危，乃疫毒痢也。表里皆病，必须先解其表，而后攻里，正合败毒散加陈仓米，乃属仓廪汤之证。遂以羌活、独活、柴胡、前胡、川芎、茯苓、枳壳、桔梗、甘草、陈仓米，日投二剂，身得微汗，表热里痢皆减半。浮脉虽平，而虚数不敛，此高年气虚，即以前药遵古方加人参一钱。二剂遂大汗通身，热退痢止，邪从外解，竟不须攻里矣。

【出处】此则医案出于清代郑重光《素圃医案》卷二《痢疾治效》。

【分析】《伤寒论》中对表里同病提出了三条治则：一、表病里不虚，当先表后里，如"太阳与阳明合病，喘而胸满者，不可下，宜麻黄汤"。虽然有发热恶寒等表证，又有大便不通的里证，当先解其外，里证可能自我痊愈或乃可攻之。二、表病里虚，以里虚为急，当先温其里，然后攻其表，表里分治次序不能乱，如"伤寒医下之，续得下利清谷不止，身疼痛者，急当救里，后身疼痛，清便自调者，急当救表，救里宜四逆汤，救表宜桂枝汤"。三、表里同病，正邪相当，宜表里同治，即表里双解。本案患者症见恶寒发热，脉浮而数，头疼身痛，目赤口干，而又腹痛，痢下脓血，不离秽桶。此表里皆病，邪热郁于下焦，必须先解其表，而后攻里，方用正合败毒散加陈仓米，热退痢止，邪从外解，亦无须攻里。

时疫戴阳证

【案例原文】赵宅寡居蒋氏，年四十外，五月得时疫伤寒。初医未辨时疫，概作伤寒正治，发表有汗而热不退，再用清热，即干呕吐蛔。七日后延余往治，脉弦数而无力。余曰：此时疫证，乃邪自里发于表，非若伤寒自表而传于里也。初因误汗，徒伤正气，清热必定寒中，以致干呕吐蛔，急宜温中安蛔，免邪入里。即以小柴胡汤加炮姜，去黄芩，四剂呕止蛔安。而经水适至，夜则谵语，即前方加当归、赤芍、红花，作热入血室施治。至十一日，乃大战汗出而解，已身凉脉静，一日一夜矣。忽复烦躁，面赤戴阳，渴欲冷饮，赤身跣足，或歌或哭，谵妄如狂。他医有谓汗后余热未尽，当用竹叶石膏者，有谓汗虽出而里未通，宜用承气者，又有谓余先误用炮姜药贻患者，议论杂出。余答曰：皆不然，初因邪未出表而误汗，以伤阳气，致中寒干呕吐蛔，又值行经而伤阴血，气血两虚，故出战汗。幸战而有汗，邪方外解，若战而无汗，正属不治。今身不热而脉反大，乃真阳外越，不急用参附，必再战而脱。余主用四逆汤加人参，煎成而不敢服。瞬息间，病人索被恶寒，方信余言。即以前四逆汤乘冷灌之，面赤渐淡，就枕略睡片刻。醒则又躁，即急煎如前大剂，亦用冷饮。方熟寐一时，及醒问前事全然不知，反倦卧于床，不能昂首矣。用参、术、炮姜，一月方瘳。

【出处】此则医案出于清代医家郑重光《素圃医案》卷一《伤寒治效》。

【分析】蒋氏患时疫伤寒，邪未出表而误用发表药，故有汗而热不退，且徒伤阳气；再用清热药而寒中，致干呕吐蛔。治当以小柴胡汤化裁，温中安蛔，免邪入里。又逢月事，热入血室，夜则谵语，仍以小柴胡汤加当归、赤芍、红花施治。患者服药后大战汗出，身凉脉静。一日后，又面赤戴阳，烦躁欲饮，谵妄如狂。《伤寒论·辨厥阴病脉证并治》："其面戴阳，下虚故也。"患者经误汗伤阳，又因清热而寒中，且月事行经，气血两虚，真阳外越，治当以四逆汤加人参温中祛寒，回阳救逆。此乃真寒假热之象，阳衰阴盛，阴盛格阳，不可因其面赤欲冷饮，而妄用寒凉之药。阴寒证格热于外，服温热药常见吐出，此案以热药凉服，取"热因寒用"之法，旨在防止药物格拒。

叶天士治时疫

【案例原文】雍正癸丑，疫气流行，抚吴使者，嘱叶天士制方救之。叶曰：时毒疠气，必应司天，癸丑湿土气化营运，后天太阳寒水湿寒合德，挟中运之火流行，气交阳光不治，疫气大行。故凡人之脾胃虚者，乃应其疠气，邪从口鼻皮毛而入。病从湿化者，发热目黄，胸满，丹疹泄泻，当察其舌色，或淡白，或舌心干焦者，湿邪犹在气分，甘露消毒丹治之。若壮热旬日不解，神昏谵语，斑疹，当察其舌锋干光圆硬，津涸液枯，是寒从火化，邪已入营矣，用神犀丹治之。甘露消毒丹方：飞滑石十五两，淡黄芩十两，茵陈十一两，藿香四两，连翘四两，石菖蒲六两，白蔻仁四两，薄荷四两，木通五两，射干四两，川贝母五两，生晒研末，每服三钱，开水调下。或神面糊丸，如弹子大，开水化服亦可。神犀丹方：犀角尖六两，生地一斤熬膏，香豆豉八两熬膏，连翘十两，黄芩六两，板蓝根九两，银花一斤，金汁十两，元参七两，花粉四两，石菖蒲六两，紫草四两，即用生地、香豉、金汁捣丸，每丸三钱重，开水磨服。二方活人甚众，时比之普济消毒饮云。

【出处】此则医案出于清代魏之琇《续名医类案》卷五《疫》，亦见于1831年刊行的原题叶桂述、吴金寿校《医效秘传》卷一《温疫（附）》，然学界或指为托名之作。

【分析】雍正癸丑（1733年），苏南镇洋、昆山、上海、宝山大疫，疫气流行，抚吴使者，嘱当时名医叶天士制方救疫。从运气理论来看，癸丑年，中运为火运不及，全年寒水之气偏盛，丑年为太阴湿土司天，上半年湿气主事；下半年太阳寒水在泉，寒气主事。挟中运之火流行，气交阳光不治，疫气大行。叶氏认为疫气流行与气运有关，根据疫病从湿化从火化的不同病机，制甘露消毒丹、神犀丹两方，前者是湿温时疫的主方，后者是温热暑疫的主方。邪从口鼻皮毛而入，病从湿化者；若寒从火化，邪已入营分，则神昏语谵斑疹，故叶氏用甘露消毒丹治邪在气分，以神犀丹治疗营血、开窍醒神。叶氏所制两方是治疫的要药，都以祛邪为要，疫病当据症发药，不拘于先表后里、先卫后气之法。

【历代名医点评】清代名医王士雄评曰："雄按：普济解毒饮，乃湿温时疫之主方，神犀丹乃温热暑疫之主方也。若初病即觉神情躁乱，而舌赤口干者，是温暑直入营分。酷热之时，阴虚之体，及新产妇人，最易患此，急用神犀丹，多可挽回，切勿拘泥日数，误投别药，以致偾事。兼治痘麻毒重，夹带紫斑，及麻痘后余毒内炽，口糜咽腐，目赤神烦，瘰疬等症。方中银花有鲜者，捣汁用尤良。如无金汁，可用人中黄四两研入。无板蓝根，以飞净青黛代之。"

王三尊医案

疫兼感寒

【案例原文】伤寒与时疫下利，皆用寒凉之药，未见有用温热而愈者。钱妇廿五岁疫兼感寒，饮冷水太多，遂日夜泻五六遍，大小腹皆痛，痛甚则汗出腹有水声，头痛，午后恶寒，右脉小数无力，左脉无力更甚，以疫邪未出募原之脉原小，加以饮冷过度，则脉愈伏矣，舌白胎，渴饮，先以五苓散去桂加木香、草果一帖，痛除泻止，表终不解，继以小柴胡汤二帖而愈。仲景云："伤寒医下之，续得下利清谷不止，身疼痛者，急当救里，后身疼痛，清便自调者，急当救表，救里宜四逆汤，救表宜桂枝汤。"此因表未解而妄下，以致下利清谷不止，但里重于表，故先以四逆汤救其里，待里清便既调，表犹不解而身疼痛，仍以桂枝汤解其表也。兹症虽未误下，以多饮冷而下利，与寒药攻下何异？但未至清谷不止，且兼疫症，桂在所忌，故以五苓去桂加木香、草果，而不用四逆汤也。意谓痛甚则汗出而表必解，究竟不解者，一以痛出之汗，里气闭结，终不若自汗调畅，而上下表里俱解，一以痛止初汗，止解外缚，而疫邪犹未能溃，故仍以小柴胡汤以达之。彼系太阳，故用桂枝汤，此系少阳兼疫，故用小柴胡汤，只取仲景救里救表之意，而不用其方也。又储方兴廿四岁，同时病疫，多食连渣生藕，且未禁食，致腹痛甚，汗出不时，但未至泻，予以二陈、槟榔、草果、厚朴一帖，痛止，复自汗而愈。钱妇兼感寒，故痛止汗出，而犹用小柴胡汤以解未尽之缚，兼以达疫。方兴单系疫症，故痛一止而邪即外溃，不必用药解表，而自汗出愈也。此二症若认为协热下利，而投以寒凉之剂，则殆矣。

【出处】此则医案出于清代王三尊《医权初编》卷下《钱妇储

方兴病疫饮冷过度合案第一》。

【分析】下利疫病多见湿热痢，用寒凉之药为常法。本案中两则病例皆为寒湿疫，症见泄利、脉弱无力、舌白苔，不可认为协热下利，而投以寒凉之剂。《伤寒论》云："伤寒医下之，续得下利清谷不止，身疼痛者，急当救里，后身疼痛，清便自调者，急当救表，救里宜四逆汤，救表宜桂枝汤。"若感寒邪而复有外感，要急当救里为第一要义，不可误用辛散或辛凉之法，则病亦殆矣。

疫症

【案例原文】疫症非比感寒。感寒汗后不愈，则有白虎汤，白虎汤不愈，渐转三承气汤，或桃仁承气汤。疫症至七日，内邪外溃，轻者得汗立解，身凉渴止，重者虽汗不愈，必有下症。其下症有三：轻者，胃脘微硬微渴，舌黄影，不思食，以小承气汤小其制生熟军微利之。重者，舌胎黄燥，腹满痛，谵语，饮冷，二便不通，脉沉数有力，乃大承气汤症，此下症之明著者。其有下症隐微者，不易明也。前虎氏母子、康华之、朱笠荃、潘国彩，皆言之矣。至于丁赤晨病疫，汗后不愈，舌无胎，微有润黑影，脉微数无力，不大渴，腹不满痛，二便如常，予用清法治之，不愈。远延一医至，认为虚症，治以香砂六君子汤加炮姜，服下亦不骤剧，数帖后，愈觉不宁，辞去，复延予视。时已半月，细细审问，云腹中如有物状，小便甚疼。予思疫症岂可热补？谬不待言，但下症不明，姑以清凉之药，加熟军以解药毒，因其腹中如有物状，少加枳、朴，服后遂下血块，方悟为蓄血症也。但不知本系血症，亦不知误投温热所致，兹后遂用导瘀理气凉血之品，渐加脾药下血半月，至末一次，下瘀血半钵，随晕绝，灌参汤二钱复苏，兹后并无血下，继以脾胃药收功。盖蓄血症有谵妄，如狂，喜忘，屎黑，小便利，发黄，腹硬痛，漱水不欲咽，脉沉结等症，此症小便反疼，余症并无，实难辨也。若不细心体察，能免误乎？

【出处】此则医案出于清代王三尊《医权初编》卷下《丁赤晨疫症一案第十五》。

【分析】本案患者得疫病用汗法解表后为症见舌无苔、微见润黑，脉微数无力，不大渴，腹不满痛，二便调，诸医先后给予通下、益气补虚之法皆不愈。至王三尊诊察患者，先投下法，见患者下血块，悟为蓄血症，后用导瘀理气凉血之品，逐渐增加益气健脾之品补虚固摄。本案提示疫病下焦瘀滞之治法：其一，阳明腑实轻症者可见胃脘微硬微渴，不思食，舌苔黄，可以小承气汤微利。重症患者可见舌腹满痛，谵语，饮冷，二便不通，苔黄燥，脉沉数有力，以大承气汤证下之。其二，太阳蓄水证与蓄血证皆为太阳表邪不解，邪气入里所致。其病位均在下焦，主症均可见少腹急结。不同点在于：太阳蓄水证为邪气与水结在膀胱气分，影响了膀胱的气化功能，故见小便不利；太阳蓄血证为邪热与血结于下焦血分，热与血结，故见神志方面的症状，如其人如狂或发狂。因邪结于血分，不关气分，故小便自利。由此可得两者的鉴别要点为：小便利与不利，有无神志症状。

徐大椿治瘟邪燥火

【案例原文】雍正十年，昆山瘟疫大行，因上年海啸，近海流民数万，皆死于昆，埋之城下。至夏暑蒸尸气，触之成病，死者数千人。汪翁天成亦染此症，身热神昏，闷乱烦躁，脉数无定。

余以清凉芳烈，如鲜菖蒲、泽兰叶、薄荷、青蒿、芦根、茅根等药，兼用辟邪解毒丸散进之，渐知人事。因自述其昏晕时所历之境，虽言之凿凿，终虚妄不足载也。

余始至昆时，惧应酬不令人知，会翁已愈，余将归矣。不妨施济，语出而求治者二十七家。检其所服，皆香燥升提之药，与证相反。余仍用前法疗之。

归后有叶生为记姓氏，愈者二十四，死者止三人，又皆为他医所误者，因知死者皆枉。

凡治病不可不知运气之转移，去岁因水湿得病，湿甚之极，必兼燥化，《内经》言之甚明。况因证用药，变化随机，岂可执定往年所治祛风逐湿之方，而以治瘟邪燥火之证耶。

【出处】此则医案选自清代名医徐大椿《洄溪医案》"瘟疫"条。《洄溪医案》初未刻印，1855年由名医王士雄（字孟英）根据抄本编辑并加按语刊行。

【分析】此则医案记载清雍正十年（1732年），昆山瘟疫死亡数千人。汪天成染瘟疫后的症状是身热神昏，闷乱烦躁，脉数无定，属于瘟邪燥火之证。徐大椿以清凉芳烈药物及辟邪解毒丸散治疗，有奇效。徐大椿遂以此法治疗27位瘟疫患者，愈者24人，死者3人，达到了近九成的治愈率，而死者3人又非其药无效，而是被他医所误。徐大椿所用清凉芳烈药物，鲜菖蒲、泽兰叶治热毒疮脓，薄荷、青蒿治骨蒸热劳，芦根、茅根治肺壅肺热，皆为对证之药。雍正九年因海啸水湿得病甚多，医者多用香燥升提之药，而雍正十年的昆山瘟疫继发于后，始于夏暑尸气上蒸，此时再行祛风逐湿则大误。徐大椿运用《内经》运气学说，指出湿甚之极，必兼燥化，用药也因随之变化，以治瘟邪燥火之药为当。

【历代名医点评】清代名医王士雄点评此则医案："风湿之邪，一经化热，即宜清解，温升之药，咸在禁例。喻氏论疫，主以解毒，题矣。而独表彰败毒散一方，不知此方虽名败毒，而群集升散之品，凡温邪燥火之证，犯之即死，用者审之。"王士雄的按语，正指出风湿之邪化热之后，宜用清解之药而非温升之药。

近代名医曹梓材《医林闲话》点评此案："所云触之成病，即叶派温邪中自口鼻之说也；所云神昏闷乱，即叶派热传心包之说也。所云用鲜菖蒲、泽兰叶、薄荷、青蒿、芦根、茅根等药，则银花、连翘、桑叶、淡竹、菊花、沙参，谅亦在内，是叶派所常用者。所云用辟邪解毒丸散如牛黄丸、至宝丹、紫雪之类，亦叶派所常用者，虽尸气与温邪不同，其为不正之气则一，其不宜于香燥升提亦一，乃洄溪既能治此，何独不能治彼。洄溪尝云：'伤寒为外感受之总名，传变出入，千头万绪，仲景《伤寒论》一字不可遗漏，能将《伤寒》全书熟读而精通之，则几为外感之病，游刃有余矣。'（见《兰台轨范》伤寒门）洄溪深于伤寒，故于香岩《温热》一篇，似乎视若寻常，未有若何推许。"

舒驰远治白喉

【案例原文】舒驰远曰：胎如积粉，布满无隙者，寒疫亦有此症（此处一错，认生死如反掌）其人身重嗜卧，少气懒言，法当驱阴回阳。若为热疫，则必心烦口臭，身轻恶热。曾医堂婶中寒喉痹，阴火上蒸，津垢结而成块，坚白如骨，横于喉间，痹痛异常。其症恶寒嗜卧，二便不利，白苔滑而冷，不渴，懒言，以上诸症虽嘱虚寒，何以二便不利？盖为阴寒上逆，喉间清涎成流而出，津液逆而不降，用生附子驱阴散寒 熟附子助阳温经 桔梗苦以发之 甘草甘以缓之 半夏辛以开之 阿胶以润咽膈 服一剂，喉间白骨即成腐败而脱其半，痹痛稍缓，略可糜粥，小便渐长，三四剂而大便行，粪多且溏，如是十二剂而全愈矣。由今观之，彼时识力尚欠，阿胶、桔梗可以不用，当用黄芪以助胸中之阳，白术以助脾中之阳。接引真阳上达，更为合法（茯苓、白术、半夏、白蔻亦决不可不用，盖满白腐块，皆中焦寒湿，痰饮结成也）。又医徒倕患中寒，人事倦卧，乳食少进，满口布白，牙龈，上腭以及喉间皆无空隙，验其症：舌上滑而冷（三字着眼），手足厥而小便清白，证与喉间白骨无异，方用附子理中（人参、白术、附子、干姜、甘草）加半夏、茯苓、固脂、白蔻大剂涉进，更浓煎生附汁，绢蘸频搅口舌，如是者二三剂，温醒胸中冷痰，吐出碗许，人事稍康。前药投，冷痰渐热，布白渐退。十二日乃得全愈。

【出处】此则医案出于清代黄维翰《白喉辨证》中《补录名案

数则》。

【分析】白喉一病中传染速者，又名时疫白喉。《重楼玉钥》言："喉间起白如腐一症，其害甚速，……患此者甚多，惟小儿尤甚，且多传染。"症见咽喉疼痛，吞咽尤甚，继之一侧或两侧喉核（扁桃体）处出现白点，白点迅速蔓延，成为乳白色或灰白色边界清楚有光泽之假膜，假膜迅速蔓延至悬雍垂及喉关内外，不易剥脱，若用力剥除，则易出血，迅即为新假膜所覆盖。假膜坚韧不易捣碎。其病机特点多因肺胃素虚，复感时行疫疠之邪毒，邪毒从口鼻入，疫毒搏结于咽喉所致。治疗宜养阴清肺，养阴清肺汤主之。然本案患者虽满口布白，牙龈、上腭以及喉间皆无空隙，但其人身重嗜卧，少气懒言，舌上滑而冷，手足厥而小便清白。此皆为阴寒上逆之证，不能拘泥常法，当驱阴回阳。

沈尧封治温疫

【案例原文】丁汉奇素嗜酒，腊初醉后，夜行二里许，次日咳嗽身微热，两目肿，自用羌、芷、芎、芩等药，颐皆肿，又进一剂，肿至喉肩胸膛，咳频不爽，气息微急，喉有痰声，其肿如匏，按之热痛，目赤如鸠，而便泻足冷。医谓大头瘟，而用普济消毒饮子。药未服，沈尧封诊之，六脉细数，右更细软，略一重按即无。曰：此虚阳上攻，断勿作大头天行治。病者云：内子归宁，绝欲两月矣，何虚之有？沈曰：唇上黑痕一条，如干焦状，舌白如敷粉，舌尖亦白不赤，乃虚寒之确据，况泄泻足冷，右脉软微，断非风热之象，况无痞闷烦热，躁渴不安之候，岂有外肿如此，而内里安贴如平人者乎？其为虚证，更何疑焉？遂以菟丝、枸杞、牛膝、茯苓、益智、龙骨。一剂而肿定，二剂而肿渐退，右脉稍起，唇上黑痕亦退，但舌仍白厚，伸舌即颤掉，手亦微振。乃用六君加沉香而肿大退，目赤亦减，嗽缓痰稀，舌上白苔去大半矣。次日再诊，右脉应指不微细，重按仍觉空豁，肝气时动，两颧常赤，口反微渴。

复用参、苓、杞、芍、橘红、龙骨、沙蒺，补元益肾敛肝而全愈。

【出处】此则医案选自清代王士雄《古今医案按选》卷一《瘟疫》。

【分析】《伤寒论》言："伤寒医下之，续得下利，清谷不止，身疼痛者，急当救里；后身疼痛，清便自调者，急当救表。救里宜四逆汤；救表宜桂枝汤。"这一条论治表里缓急之法，此医案之重点。

本案患者素嗜酒，酒客之人多湿热体质，感受温邪后，医谓表证，用辛散之法，却致颐肿，后医误以为大头瘟，又用苦寒之品伤阳。察其脉"六脉细数，右更细软，略一重按即无"，知患者为下元亏虚，汗法、下法皆可伤其元阳，其颐肿实为虚阳上越之象，急当引火归原从本；待元气渐盛，患者体质多湿，改用"温药和之"从标，最后以补元益肾敛肝之法而获痊。

【历代名医点评】雄按：此人不但虚阳浮动，且素有寒湿停饮，案中虽未明言其小便如何，然看前后所用之药，必便溏而溺色清白者，故治法如是也。（炳按：小便"小"字，原作"二"，后改为"小"。）

强健治时疫夹湿

【案例原文】健曰：纯黑之舌，十难一生，必其人禀厚脉好，形证未愈，或可挽回。前二证活者，舌必滑黑，故用热补以消阴翳也。若黑燥如锅底者，须寒凉解其热毒，攻下去其燥屎，庶可救也。予曾疗常熟孙氏子，秋令时疫夹食。初患似疟，无汗，第五日延视，舌白而中有干黑胎五六瓣，左胁下疟癖如茄，当脐动气有形，燥矢拒按。乃与大柴胡下之，去黄沫一二行，无粪；再与调胃承气，而转气全无。予时往乡，邑医称为阴虚，欲投姜、附不果，而进地黄汤类滋阴，病加甚。覆看，则神气昏沉，脐腹更实矣。乃投小陷胸，加楂、芽、棱、莲，芒硝软坚，以消削之，四剂不减。予又往乡，众医共诋予方，更拟参、芪温补，日非此不救矣，本家遑遽。予恰回复诊，大非其议，立案以辟群疑。如前方，连进三服，忽寒战发热而作正疟，舌现纯黑，胸发白疹。遂与升麻柴胡汤，加大力子、蝉退、桔梗、木通、黄连、石膏、瓜蒌、枳实等投之，汗始微泄，而疹隐舌退。间日疟又作，舌复纯黑，疹发如前，汗方泄，舌旋退，疹复没。又间一日，疟大作，疹大发，舌不黑，汗淋漓，疟遂止，而癖已化，身凉神清，惟坚屎未出。仍投消坚润燥之品，五剂，而下黑粪数丸，然后调胃健脾，半月而起。此证缘夏暑内伏，复感时疫，误进滋阴，邪伏不能发越。予用解肌攻削，其邪渐疏，直待疟作而舌胎现，疹子发，癖化屎下，乃得获生。若任其地黄、参、芪胶固，必致邪结正惫，而成冤案矣。于此可见舌法，为伤寒时气之指南，如瞽者之明杖。表里寒热虚实，百病证验，无所遁形。是证犹赖脉象，始终洪滑有力，故病匝月，不食两旬，虽神昏体瘦，而能疗之。记此并知有猝现猝灭之纯黑舌。

【出处】此则医案出于清代强健《伤寒直指》中《黄胎图》。

【分析】本案患者核心表现为"黑舌"。黑舌，指舌质黑色，为气血败伤之象，古人认为黑舌出现是险症。根据黑舌的嫩滑湿润与粗涩干焦不同，又当予以区分。若中心淡黑湿润而滑者，为里虚已极，宜辛温回阳救逆。若干燥少津，色光亮者，是绛舌之变，为阴虚肾水枯竭，宜甘寒滋阴。若有点有罅、干燥无津、粗涩，是属热极之候，宜大剂清热泻火生津治之，服至黑舌转红。如黑色暗淡，无苔针点刺，非湿非土，似亮不亮，为阳虚气血亏，宜辛甘温补之剂。

本案患者舌有干黑胎五六瓣，伴见左胁下疟癖如茄，当脐动气有形，燥矢拒按，此为内热燥屎之象，当下之。本用下法轻泄之，病势已减，此时当守方继用，病或可愈。然他医转用滋阴、益气等补法，南辕北辙，死灰复燃，病势立危。

吴瑭治温病四则

【案例原文】

（一）

王，三十八岁，温病狂热，大渴引饮，周十二时饮凉水担余，癫狂谵语，大汗不止。每日用白虎汤合犀角地黄汤，石膏用半斤，日服二帖。外用紫雪一两有余，间服牛黄清心丸五六丸。如是者七八日，热始渐退，药渐减，后以复脉汤收功。

（二）

癸丑年六月二十六日：赵，五十五岁，体瘦无子，过服桂、附，津液枯燥。于二十二日得温热，自服补中益气汤三帖，致邪无出路。服辛凉轻剂二帖，竹叶石膏汤三帖，至七月初二日，烦躁不寐，并不卧床，赤身，满地混抓，谵语，干热无汗，舌黄，与调胃承气汤加元参一小剂，得大便少许，随出赤红疹数十枚，少安半日，其症如前，与沃阴之甘凉法。二三日大躁大狂，又与调胃承气汤一小帖。又出疹数十枚，又少安。热总不退，脉总不静。如是者前后共下十三次，出疹十三次。而后脉静身凉。服复脉汤七帖，后作专翁大生膏半料，计十二斤，半年后始复原。此证原案已失，故不备载，举其大略，以备一法。

（三）

史，三十八岁，温病汗后，法当脉静身凉。今脉虽为汗衰，究有五至，且不能弱。况对医者说病刺刺不休，岂一日内欲虚脱者，而能若是乎？此证人金畏其虚，我独畏其实也。现在大便溏泄频频，势若可畏，然不可与收摄肾胃两关。盖伏邪藏深，为日已久。兹方有出路，而可骤行纳缩乎？但柔滑之品，须暂行停止。议热淫于内，治以甘苦，佐以咸寒法，妙在即寓坚阴收纳于其中。

生牡蛎二两，炙甘草五钱，生鳖甲二两，黄柏炭三钱，黄芩炭三钱。

（四）

癸丑年七月初九日：刘，六十岁，温病误表，津液消亡。本系酒客，热由小肠下注,尿血每至半盆,已三四日矣。又亡津液,面大赤,舌苔老黄而中黑,唇黑裂,大便七日不下,势如燎原,与急下以存津液法。

大承气,减枳朴分量,加丹皮、犀角。原方失。

初十日:昨日下后,舌上津液已回,溺血顿止,与清血分之热。

焦白芍四钱,犀角四钱,麦冬四钱,丹皮五钱,银花五钱,细生地五钱,生甘草二钱,天冬二钱。

十一日:照前方。

十二日:前方加麻仁三钱。

十三日:照前方服四帖。

十七日:邪去七八,已能进粥,阴虚甚于余邪,用复脉法,复脉汤去参、桂、姜、枣,二帖。

十九日:照前方加生牡蛎、生鳖甲,二帖。

二十一日:照前方又加生龟板,服二十一帖。

八月初十日:照前方又加海参二条,鲍鱼片五钱,服二十帖,于复脉汤收功。

【出处】这四则医案选自清代名医吴瑭《吴鞠通医案》卷一《温疫》。该书各医案反映的临床证治规律和治则,可与吴瑭《温病条辨》相互参证。

【分析】王某患温病,狂热巨饮,癫狂谵语,大汗不止,属温病气分里热证。温疫之邪进入气分,热灼津伤,故烦渴引饮;过饮凉水,又致冰伏邪气,热邪难泄,上扰心神,故癫狂妄言;里热炽盛,迫津外泄,故大汗不止。治以清解气热法,以白虎汤清解气分之热,犀角地黄汤清热凉血,紫雪丹、牛黄清心丸清热开窍。待热渐退,减药量,以复脉汤益气生津。

赵某暑日染温热邪气,过服桂、附,津液枯竭;又误服补中益气汤,体内热势更甚,邪气壅塞,渐成热结津亏之证。后服辛凉轻剂二帖、竹叶石膏汤三帖,然清热不足,邪不得出。迁延多日,热结于内,故身热苔黄;热扰心神,故烦躁不寐,谵语抓狂;

热盛津亏，故干热无汗。病性属虚实夹杂，实为热邪，虚为津亏，又以邪实为急。治以通下逐邪法，然患者久病体弱，不可急下存阴，故吴鞠通以调胃承气汤加玄参，徐徐通下热结，兼以生津；腑气稍通，邪从便出，津气渐复，正气鼓邪外出，故肌发红疹，如此13次，邪热除尽，脉静身凉，终以复脉汤益气滋阴，专翕大生膏滋养肝肾之阴，调理过服温药之体。

史某温病汗后，脉有五至，且非弱象，精神亢旺，言语不休，当属温病汗后伤津、邪热在里。大便溏泄频频，伏邪久藏，需用坚阴养阴之法。吴鞠通自拟二甲加黄柏黄芩甘草汤：牡蛎既能存阴，又涩大便，且清里之余热；鳖甲咸寒养阴；黄芩、黄柏清上焦下焦火，令浊热之邪下行，加甘草调和肠胃，寓坚阴收纳于其中。

刘某染温病，误用汗法，损耗津液，加之本系酒客，素体热盛，热入血分，迫血妄行，故溺血。又面大赤，舌苔老黄而中黑，唇黑裂，大便七日不下，此为邪热入里炽盛，阳明腑实之证，方用大承气汤减枳朴量加丹皮犀角，峻下热结。下后腑实虽消，营阴耗伤，血分有余热，以犀角地黄汤化裁拟方，旨在养阴清热，加银花透邪外出，加麦冬、麻仁润燥通便；又四贴后，邪去七八，但阴虚甚于余邪，以复脉汤加减滋阴，后用二甲、三甲复脉汤坚阴养阴，合用海参、鲍鱼等血肉有情之品滋补，渐愈。

【历代名医点评】 清代医家舒配瑭在《吴鞠通医案·温疫》文末有总评："温疫者，厉气流行而兼秽浊，户户皆然，如役所使也。是证也，悉从口鼻而入，先病手太阴而后延布三焦。治法一以护阴、清热、逐秽为主。然法者，规矩也。规矩不能使人巧，巧用在人也。今于其证中之有证者，先生则法中之有法。病见极重之证，方施至重之方，然未尝有一毫护此失彼之弊。如案中王、赵、史、刘数姓之病，非先生胸有定见，法施奇绝，安望其生耶？真乃运用之妙，存乎一心，岂庸手所能乎？至于精微妙旨，善读者细玩案中，自知其妙，予不敢再加妄论也。"

齐有堂治寒疫

【案例原文】舌苔积粉，满口布白，寒疫亦有此证。曾治王元双患寒疫，人事倦卧，饮食不进，满口布白，牙龈、上腭以及喉间皆无空隙。余验其证，舌上滑而冷，四肢厥冷，小便色白，其为寒疫也明矣，证与喉间白骨无异。即令浓煎生附汁，绵蘸频搅口舌。遂用人参、白术、茯苓、故纸、干姜、白蔻、生附、熟附，大剂煎饮二剂，温醒胸中冷痰，呕出碗许，而人事稍安。前药再投，冷痰渐活，布白渐退，旬日而瘥。若是热证，则必心烦口臭，声音清亮，身轻恶热，又当斟酌于白虎、承气诸法，庶无差误。

【出处】此则医案出于清代齐有堂《齐氏医案》卷六《寒疫治法》。

【分析】《温病条辨》言："世多言寒疫者，究其病状，则憎寒壮热，头痛骨节烦疼，虽发热而不甚渴，时行则里巷之中，病俱相类，若役使者然；非若温病之不甚头痛骨痛而渴甚，故名曰寒疫耳。"中医将传染病称之为"瘟疫"，吴又可提出"一病自有一气"，故疠气的病性也分热与寒，医者应结合患者脉证表现辨证论治。

本案中，"舌苔积粉，满口布白""舌上滑而冷""小便色白"是辨证要点；若是热证，必有其征兆，如伴见心烦、口臭、恶热等症。应寒者温之，故予大剂量温阳益气、温肾健脾的参附、干姜、白蔻等药，药证合拍。

孙御千治疫病

【案例原文】毛禹谟时疫症

丁亥五月，长泾镇毛禹谟患时症，本镇医家，以三阳经药发表，苦寒药清火杂治，自余汗后，热不衰，神昏默沉，遍身似斑非斑。时复躁扰狂越，谵语片晌方定，胸腹按之痞满，咽嗌多痰，舌苔色白中央黄，诊脉皆数大。此时行疫邪，横连募原，不易解散。遵吴又可法，用达原饮疏利之。

　　槟榔　厚朴　芍药　草果仁　知母　黄芩　甘草

　　二剂后症减二三，但暂时有如狂之状，欲殴人，大便闭结，于前方中加生大黄三钱利之，所谓三消饮也。其病遂不劳余力而愈矣。

　　【出处】此则医案出于清代姜成之《龙砂八家医案》中《孙御千先生方案》。

　　【分析】本案患者病患湿热疫邪结于内，不可药用辛温发表，亦不可药用苦寒清火，然他医皆用之，其结果为"热不衰，神昏默沉，遍身似斑非斑"。孙御千见患者胸腹按之痞满，咽嗌多痰，舌苔色白中央黄，诊脉皆数大，此为湿热疫邪结于三焦膜原，当尊吴又可疏达膜原之法。

林珮琴治疫病

　　【案例原文】任　热渴呕眩而烦，舌苔黄腻，牙垢唇燥，疫邪作热，由募原分布上中焦，阅所服方，未能透邪，势必表里分传，宜急急宣解为要。淡豆豉、人中黄、黄芩、枳壳、栀皮、连翘、半夏、牛蒡子、嫩桑叶。二服烦眩呕渴俱止，舌苔黄腻亦消，脉来虚大，数象较退，邪留气分，不难透解。原方去人中黄、枳壳、连翘、半夏、桑叶，加薄荷、青蒿、麦冬、赤苓、蔗汁。一服微汗，未彻，两寸脉仍大，舌心灰尖绛，火邪劫营。用透热救阴，鲜生地、花粉、石斛、麦冬、知母、元参、丹皮、赤芍、蔗汁。一服汗至胸项而还，邪犹未彻，舌心黑燥边绛干，心胃火燔，清营热以透表。犀角尖（汁）、鲜生地、丹皮、花粉、元参、滑石、麦冬、苏梗、灯心、蔗汁、甘草。一服汗周热解。

　　【出处】此则医案出于清代林珮琴《类证治裁》卷一《疫脉案》。

【分析】本案患者症见热渴呕眩而烦，查其舌，尖舌苔黄腻，牙垢唇燥，故辨为疫邪作热，由募原分布上中焦，当采用上下分消之法，方用淡豆豉、人中黄、黄芩、枳壳、栀皮、连翘、半夏、牛蒡子、嫩桑叶。药后患者烦眩呕渴俱止，舌苔黄腻亦消，此为湿热渐化之象。但按其脉，脉来虚大，舌心灰尖绛，此为火邪劫营，当透热救阴，方用鲜生地、花粉、石斛、麦冬、知母、元参、丹皮、赤芍、蔗汁以养阴清热，透热转气。叶天士言："卫之后方言气，营之后方言血。在卫汗之可也；到气才可清气；乍入营分，犹可透热，仍转气分而解，如犀角、元参、羚羊等物是也；至入于血，则恐耗血动血，直须凉血散血，如生地、丹皮、阿胶、赤芍等物是也。"此案正是遵循前后缓解之法，故效如桴鼓。

王旭高治烂喉痧疫

【案例原文】烂喉痧症。来势甚暴。甫周一日。丹疹密隐。咽喉已腐，壮热无汗，大便泄泻，烦躁渴饮，脘腹按之痛，邪不外达，炽盛于里，燎原之势，不可向途。恐其遽尔内陷，昏喘生变。现在方法，辛凉透散，通同一律，无所短长。鄙见莫若且用凉膈散。上者、上达。表者、表达。里者、下达。庶几热从外出而痧透，火从下泄而躁安。按内经病机：暴注下迫，皆属于热。仲景方论，急下之法，正以存阴。幸勿拘现患泄泻，而遂谓不可再下也。虽然智愚千虑，各有得失，尚祈高正是荷。

凉膈散　加牛蒡子　桔梗　枳实

诒按　既患丹痧，则营络中必有热邪。方中丹皮、鲜地、银花、元参、等味，断不可少。

再诊　投凉膈散。烦躁略安，脘痛已止。胸膈之燔，稍衰其势，而咽喉红肿，干咳呛逆，上炎之火，未熄其威。况丹痧一片，点粒模糊，症交三日，正属邪张之际，尚在险途，未归坦境。拟方再望转机为妙。

犀角　连翘　元参　川贝　桔梗　鲜石斛　牛蒡子　鲜薄荷根　芦根

疹回热减，温邪初退之余，咽喉反腐，虚火又从而附之，良由久患喉痹。阴虚火亢，热淫摇动，亢焰复张。用方最宜加谨，过清恐伤脾胃，早滋恐恋余邪，姑拟甘凉法，平调肺胃，冀得上焦清肃。

鲜石斛　大贝　元参　生草　丹皮　沙参　羚羊角　扁豆　穭豆衣　雪梨

诒按　看似平淡无奇，实已斟酌尽善。

【出处】本则医案选自清代柳宝诒《柳选四家医案》中《评选环溪草堂医案三卷》的下卷《痧疫门》。

【分析】烂喉痧，也称丹痧、疫喉痧，感受温热时毒衍引起的一种温热疾患，具有发热，咽喉肿痛糜烂，肌肤丹痧密布等临床表现。张仲景《金匮要略》记载的"阳毒"，具有面赤斑斑如绵纹、咽喉痛、唾脓血等表现，与本病相类似。隋·巢元方《诸病源候论》所载之"阳毒"，将其归于"时气候"，示其有传染性，与西医猩红热相似。

本案患者丹疹密隐，咽喉已腐，壮热无汗，大便泄泻，烦躁渴饮，脘腹按之痛，此为内热不能外达，炽盛于里无疑。本案之重点在于对"泄泻"的看法，千万不可见到泄泻就认为土气不足，而药用甘温，则犯"虚虚实实之戒"。《素问·至真要大论》言："诸呕吐酸，暴注下迫，皆属于热"，王旭高在文中已作明示。邪毒不仅可内陷营血，出现气营血两燔的重证，而且可逆传内陷心包，而见高热、神昏、肢厥等凶险之证，甚至出现内闭外脱。故当清气泄营、凉血解毒为要，最后总以甘凉之剂收功。

鲍相璈治疗铜痧

【案例原文】浑身上下、头面眼珠尽如姜黄色者，邪热散乎脾胃，而土之本色现乎外也。盖脾为阴脏以土主燥，胃为阳腑戊土主湿，一湿一燥，湿热熏蒸（如面状，故发黄也。竹八）。

一羽士时疫七八日，遍身发黄，目瞪体僵，六脉如无，忽又如沸，二便久闭，奄奄待毙，以涤痧散撬灌，刺臂指血点滴如墨，委中绝无，勉与竹八方，竟霍然。

（汾）按，《本草从新》云：黄疸须分阴阳，阳黄宜茵陈，阴黄须温补，若用茵陈多致不救。叶氏《临证指南》论之尤详。此书专为痧症言之，痧皆属火，如前所言羽士脉症，故当无阴阳之分也。其稍轻者非便闭亦不必大黄，又可参用五苓之类。

【出处】此则医案出于清代鲍相璈《验方新编》卷二十二《铜痧》。

【分析】中医称霍乱、中暑、肠炎等急性病，又名"痧气""痧胀"。铜痧，顾名思义，全身头面眼珠色如姜黄似铜者，因病发急骤，古人谓因脾胃湿热所致。

对于头目身黄之症，中医称之为"黄疸"，从病因病机分为"阳黄、阴黄"，阳黄多因湿热蕴蒸，胆汁外溢肌肤而发黄；阴黄多因寒湿阻遏，脾阳不振，胆汁外溢所致。在治疗上，阳黄以清热化湿通利腑气，以使湿热下泄为主，阴黄要温热化湿。然铜痧者快速起病，全身金黄者，重者二便皆闭。故言"痧皆属火，当无阴阳之分也"，此为脾胃湿热郁闭之证，当清热化湿通腑。

王孟英医案

湿温暑疫

【案例原文】仲夏，淫雨匝月，泛滥为灾。季夏，酷暑如焚，人多热病。沈小园者，患病于越，医者但知湿甚，而不知化热，投以平胃散数帖，壮热昏狂，证极危殆。返杭日，渠居停吴仲庄浼孟英视之，脉滑实而数，大渴溲赤，稀水旁流，与石膏、大黄，数下之而愈。仲庄欲施药济人，托孟英定一善法。孟英曰：余不敢（以）师心自用，考古惟叶天士甘露消毒丹、神犀丹二方，为湿温暑疫最要之药。一治气分，一治营分，规模已具。即有兼证，尚可通融，司天在泉，不必拘泥。今岁奇荒，明年恐有奇疫。但"甘露"二字，人必疑为大寒之药，"消毒"二字，世人或作外证之方，因易其名曰普济解疫丹。吴君与诸好善之家，依方合送，救活不知若干人也。

【出处】此则医案出于清代医家王孟英《王氏医案续编》卷六。

【分析】沈某患湿温暑疫，前医只知燥湿，而不知治热。平胃散中苍术、厚朴皆苦温性燥，虽能燥湿，亦助火邪，故患者壮热昏狂，证极危殆。王孟英投以石膏、大黄，数下之而愈。石膏大寒而兼辛甘，故能解肌清热，除烦止渴；大黄味大苦，气大寒，"为荡涤血分湿热之药"（《药义明辨》），故能泻热通肠，凉血解毒。

此案王孟英认为"湿温暑疫最妥之药"是甘露消毒丹、神犀丹，二者皆出于叶桂《医效秘传》，前者治气分，后者治营分，活人无数，至今仍有参考价值。甘露消毒丹，方中黄芩、射干、贝母等苦寒泻肺，清上焦热毒；藿香、石菖蒲、白豆蔻芳香化浊，化中焦湿浊；滑石、木通、茵陈利水渗湿，利下焦湿浊，共奏清热解毒、淡渗利湿、芳香化浊之功，适宜于治疗湿温暑疫热重于湿者。神犀丹，方中犀角、生地黄、玄参凉血清营，黄芩、金银花、板蓝根等清热解毒，淡豆豉清宣透热，石菖蒲芳香开窍，共奏清热解毒，凉血开窍之功，适宜于治疗温热暑疫邪燔于营血者。

【历代名医点评】此则医案中"普济解疫丹"有王孟英的按语："孟英自注云：此治湿温时疫之主方也。按《六元正纪》五运分步，每年春分后十三日交二运，徵火旺，天乃渐温。芒种后十日交三运，宫土旺，地乃渐湿。温湿蒸腾，更加烈日之暑，烁石流金，人在气交之中，口鼻吸受其气，留而不去，乃成温热暑疫之病，则为发热倦怠，胸闷腹胀，肢酸咽肿，斑疹身黄，颐肿口渴，溺赤便秘，吐泻疟痢，淋浊疮疡等证。但看病患舌苔淡白，或厚苔，或干黄者，是暑湿热疫之邪尚在气分，悉以此丹治之立效。而薄滋味，（家慈每于夏季茹素，且云：汝辈为医者当知之。吾见疫疠流行之岁，无论贫富，无可避之，总由不知坚壁清野之故耳。试看茹素者独可不染，岂非胃中清虚，邪不能留乎！旨哉斯言，特谨识之。）远酒色，尤为辟疫之仙方，智者识之。医家临证，能准此化裁，自可十全为上。（上参喻嘉言、张石顽、叶天士、沈尧封诸家。）"

此则医案中"神犀丹"有王孟英的按语："孟英自注云：温热暑疫诸病，邪不即解，耗液伤营，逆传内陷，痉厥昏狂，谵语发斑等证，但看病人舌色干光，或紫绛，或圆硬，或黑苔，皆以此丹救之。若初病即觉神情烦躁，而舌赤口干者，是温暑直入营分。酷热之时，阴虚之体，及新产妇人，患此最多，急须用此，多可挽回。切勿拘泥日数，误投别药以偾事也。兼治痘瘄毒重，夹带紫斑危证，暨痘瘄后，余毒内炽，口糜咽腐，目赤神烦诸证。（上本叶氏参治验。）"

民国医家石念祖在此则医案后有按语："壮热昏狂方：生石膏（先煎）一两六钱、酒洗生厢黄四钱、鲜芦根二两、生冬瓜子八钱、南花粉五钱、炒枳实二钱、整莛芋二两、冬桑叶四钱、杭白菊三钱、姜竹茹三钱、姜竹沥两大酒杯（冲）、酒炒知母三钱、鲜枇叶（刷，包）三钱、石菖蒲（次入）二钱。"

真寒霍乱

【案例原文】周光远先生，归杭定省，七月十八夜，患霍乱转筋甚剧，仓卒间误服青麟丸钱许，势益甚。侵晓召余诊，脉微弱如无，耳聋目陷，汗出肢冷，音哑肉脱，危象毕呈。药恐迟滞，请其太夫人先浓煎参汤，亟为接续，随以参、术、苓、芍、附、桂、干姜、扁豆、木瓜、苡仁、莲实为方，终剂即各证皆减。盖气分偏虚之体，不禁吐泻之泄夺，误饵苦寒，微阳欲绝，故以真武、理中合法，以复脾肾之阳。诘朝再视脉起肢和，即裁附、桂、干姜，加黄芪、石斛，服旬日全愈。凡吐泻甚而津液伤，筋失其养，则为之转，故治转筋者，最要顾其津液。若阳既回，而再投刚烈，则津液不能复，而内风动矣。此寒霍乱之用附、桂，亦贵有权衡，而不可漫无节制，致坠前功也。

【出处】此则医案出于清代医家王孟英《随息居重订霍乱论》卷三《医案篇》。

【分析】周光远阳气素虚，又因寒邪，患霍乱转筋甚剧，《诸病源候论·霍乱转筋候》："霍乱而转筋者，由冷气入于筋故也。"患者本应忌寒药，却误服青麟丸（即九制大黄丸），因大黄苦寒，遂成阳气欲脱的危证。王孟英先急与参汤，接续患者元气，再合用《伤寒论》真武汤、理中汤加味，以回阳复阴，实亦合《伤寒论·辨霍乱病脉证并治》所载四逆加人参汤之义。脉起肢和之后，因患者吐泻已大耗津液，不宜增其燥，故裁减药性刚烈的附、桂、干姜，而加黄芪补气固表，加石斛生津益胃，患者服药旬日而全愈。

寒霍乱与干霍乱、热霍乱等不同，用药不仅要注意寒热之别，也要权衡用药之度。此案用桂、附等大热之药，中病即止，注意顾护津液，用药加减，皆有深意。

【历代名医点评】此案后有清代医家杨照藜的评语："案中议论极精微，凡用药皆宜具此权衡，方无过当之弊，否则药虽中病，而服之不止，反受其害，不但热药耳。"

此案后有清代医家汪曰桢（号谢城）的评语："霍乱之霍，即霍疾之义，谓乱之最速者也。尝见体素丰腴之人，一病半日，仅存皮骨，其伤人之速可知。盖霍乱脾土先伤，脾主肌肉也。"

民国医家张山雷《古今医案平议·真寒霍乱》评此案曰："王案初编，署名周光远辑录，则此条是周氏自病。考其编次，事在道光廿二年壬寅，查本书一卷第一条，称甲申夏（道光四年，孟英甫十七龄也），予登厕时，忽然体冷汗出，孟英诊为阳气欲脱；又王案二编四卷，有周光远无疾而逝一条（其年丁未，为道光二十七年），合参是案，知此公禀赋，阳气素馁，是以暴病霍乱。即属阴霾用事，况后误服寒药，那不孤阳欲绝（本书眉评'谓浙人禀薄'，尚不可一概而论）。证情已极，刻不待缓，先灌独参，而药则四逆人参加味，选材熨贴，最是正宗。至于阳已回即须删除刚燥，只为吐泻既多，津液大耗，即在壮实之体，亦不能漫无限度，反增其燥，况在素禀屏弱，尤胡可太过一筹？抑且病情已转，无是证即不应再用是药，因风转舵，原是临证时不二法门。惟为学识未到者指示机缄，补此一层，亦不可少，金针度世，何一字非苦海慈航耶？"

石念祖《王氏医案绎注》评曰："辨阳虚在脉微弱如无、音哑肌削。先浓煎丽参一两，分次服以接续微阳。方用丽参五钱、炒白术三钱、酒炒焦白芍一钱五分、白茯苓（干切）三钱、炒熟附片五钱、肉桂心二钱、炒干姜三钱、陈木瓜三钱、炒苡仁三钱、炒白扁豆三钱、炒莲肉（去心不去皮）三钱。重用附、桂、干姜，方能鼓舞一派补药。"

时行痧疹

【案例原文】溽暑之令，痧疹盛行，幼科仅知套药，升、柴、防、葛乱施，殆亦疫疠之病，造化默行其杀运欤？陈仰山家患此者十余人，其长郎书带孝廉之女，势最剧，以痧甫出而汛至也。医者却走，始延孟英视之，脉滑而数，舌绛大渴，面赤失音，不食便泻。曰：此由发散太过，火盛风炽，气血两燔。气分之邪，由泻而略泄其焰；营分之热，由汛而稍解其焚，岂可畏其脱陷，妄投止涩耶？与西洋参、石膏、知母、麦冬、犀角、生地、连翘、甘草、石斛、丹皮、桑叶、竹叶，大剂投之，三日而愈。养阴善后，遂以渐安。其余或轻或重，孟英一以清解而瘥。

【出处】此则医案出于清代医家王孟英《王氏医案》卷二。

【分析】传染成疫的痧疹是疫病的一种。本案中痧疹盛行，陈某家中患此者十余人，故王孟英判定此痧疹为疫疠之病。民国医家张山雷《古今医案平议》："痧、麻、瘩子，名称不同，因地而别，实为温热病中一种见证，三吴谓之痧子，两浙通谓之麻，宁绍间则曰瘄子。……唯是此证之发，实与天行疠气大有关系；甚者确能传染成疫，治不如法，多致不救。"陈氏女染瘄疫，热邪传营，又恰逢月事，脉滑而数，舌绛大渴，面赤失音，不食便泻，症状危急，前医骇走。患者由于发散太过，火盛风炽，而气血两燔。但患者便泻，略泄气分之邪，月事又稍解营分之热，不能畏其脱陷，妄投止涩之药。王孟英用竹叶石膏汤加减化裁，又取白虎加人参汤之意，清热生津，益气和胃；用犀角地黄汤直清营中热毒，又加连翘透热转气，两清营气之热。再加养阴善后，患者渐安。陈某家中其余瘄疫患者，王孟英皆以清解法治愈。

【历代名医点评】民国医家张山雷《古今医案平议·时病痧、麻、瘄子门》评此案："孟英医案共三集，皆用编年体例，是案事在辛丑，乃道光之二十一年，孟英三十四岁。瘄疹并称，未免混疹于瘄，然又谓瘄甫出，则明是麻疹。时当溽暑，而麻乃盛行，毒疠熏蒸，已成疫气，止宜清解，最忌升提。但从前习惯，凡治痧疹，皆以升提透表为必要：柴、葛、升、防，本是常例。而当此风火猖狂之际，温升飙举，助之发扬，哪不如火益烈！瘄甫出而衄事见，明是热逼经行，扰及血分，脉证舌质，无一不符，自非大剂清营凉解不中病情。犹忆己巳盛夏，寿颐在沪治常州人许氏妇烂喉痧疫，先有一孩以此疫殇，而母染其毒，畏寒未撤，周身壮热，才第二天，咳呛不爽，胸脘窒塞，痧瘄遍身，而面犹未透，舌苔黄腻，尖边稍红。若以常法治疗，应当先与开肺解肌，不能早与寒凉，恐其遏抑助闭。第以脉大弦搏异常，且病者自述汛事不及期而行，且汗多渴饮，知其热已入血，苟非急起直追，势且病重药轻，反以贻误。遂与犀、羚、石膏、丹皮、鲜地、紫草、牛蒡、射干、半、贝、竹黄、玄胡、查炭、泽兰等药，双方并顾，喉内肿处刺出瘀血，与以自制加减锡类散。望日痧透喉松，而手指弯臂瘄发成片，浆汁通连，薄皮如纸，浮起可揭，乃从来所未见之状，唇舌殷红，大渴引饮，身热锐减，衄事不多，色紫如墨。仍以原意踵进，稍加银花、桃仁。第三日痧子渐回，浆汁渐收，身热已退，大府未通，再加锦纹，乃得坚矢。续以清解连进。

至七八天后，肤脱成片，而手指之间，整个蜕壳，爪甲皆新，尤其仅见，设非大剂清凉，此病宁有生理？附志于此，以见近今温疫，迥异寻常。气化变迁，日新月异，医者处此，既能识得病情，尤须放胆急投，庶几有济。设或一击不中，势且病变迅速，挽救未由，非比普通感证，可以按部就班，从容图治，是亦吾侪最近之新知识矣。"

石念祖《王氏医案绎注·麻疹》评此案："脉滑而数，热邪皆在气分，惟舌绛二字，热邪在血分。病邪以有出路为宜，泻泄其热，汛解其焚，正是此病生机。畏脱陷，投止涩，系治虚证之法。此病系热实证，脉滑而数，数脉热中挟虚，故方中以麦冬、生地等补之。病情气分热邪过于血分，故此方清气之药较多。西洋参三钱、生石膏（先煎）一两二钱、酒炒知母（次入）三钱、花麦冬四钱、镑犀角（磨，冲）一钱、大生地（开水泡冲）八钱、连翘壳（次入）三钱、生粉草三钱、粉丹皮二钱、鲜石斛（杵，先）一两、冬桑叶四钱、鲜竹叶（次入）二钱。"

壶仙翁治温疫

【案例原文】壶仙翁治张文学病时疫，他医诊其脉，两手俱伏，曰：阳证见阴不治。欲用阳毒升麻汤升提之。壶曰：此风热之极，火盛则伏，非阴脉也，升之则死矣。用连翘凉膈之剂，一服而解。

【出处】此则医案选自清代王士雄《古今医案按选》卷一《瘟疫》。

【分析】《素问·至真要大论》言："诸禁鼓栗，如丧神守，皆属于火"。本案患者两手脉伏，《难经·十八难》曰："伏者，脉行筋下也"，阳气困遏，不能舒展，则现四肢厥冷之阴证。热邪入里，厥深热亦深，吴又可言："阳证阴脉，身冷如冰，为体厥。"故本案之要在于辨别"真热假寒"，所谓的"假"，只是外在部分"阴"的表现，其辨证的"真"也是外在征兆，关键在于识证。若热病用热药，尤抱薪救火矣。

【历代名医点评】俞按：此条是瘟疫病以证为则，勿专以脉为凭之一据。

雄按：疫证将欲战汗之时，其脉多伏。即勘杂证，如痛厥、霍乱、食滞、痰凝，凡气道阻塞之暴病，脉亦多伏，俱宜以证为则，岂仅瘟疫不可专以脉为凭耶！粗工不知此理，乱投温补，因而致毙者多矣。

张仲华治疫病

【案例原文】壮热神糊，陡然而发，脉数大，而混糊无序，舌垢腻，而层叠厚布，矢气频转，小溲自遗，脘腹痞硬，气粗痰鸣，既非寻常六气所感，亦非真中类中之症，观其濈濈自汗，汗热而不粘指，转侧自如，四体无强直之态，舌能伸缩，断非中风。设使外感，何至一发便剧，而安能自汗。倘守伤寒先表后里，下不嫌迟之例，是坐待其毙矣。亦曾读吴又可先里后表，急下存阴之论否。盖是症也。一见蓝瘢，则胃已烂，而包络已陷，迅速异常，盍早议下，尚可侥幸，诸同学以为然否。

厚朴一钱　大黄八钱　黄芩一钱　枳实一钱　槟榔一钱　草果四分　知母一钱五分　陈皮一钱

诒按（论症明确，方亦老当，绝无帮贴肤凑之弊。）

再诊　神志得清，表热自汗，腹犹拒按，矢气尚频，便下粘腻，极秽者未畅，小水点滴如油，脉数略有次序，舌苔层布垢浊，胃中秽浊蒸蕴之势，尚形燔灼，必须再下，俟里滞渐楚，然后退就于表。吴又可治疫之论，阐发前人所未备。甚至有三四下，而后退走表分者。若作寻常发热论治，岂不谬乎！

大黄五钱　枳实一钱五分　银花二钱　知母一钱五分　细川连五分　丹皮一钱五分　滑石三钱　元明粉一钱五分　厚朴一钱

诒按（此等症，有下至三四次而后清者，必须有胆有识，方能奏功，〇后二方、亦层次井井，的是老手。）

三诊　大腑畅通，悉是如酱如饴极秽之物，腹已软而神已爽，表热壮而汗反艰，舌苔半化，脉数较缓。渴喜热饮，小水稍多，此际腑中之蒸变乍平，病已退出表分。当从表分疏通，先里后表之论，信不诬也。

柴胡五分 枳实一钱 通草一钱 紫厚朴七分 法半夏一钱五分 连翘一钱五分 橘皮一钱 赤苓三钱 大腹皮一钱五分 藿香一钱

四诊 表热随汗就和，舌苔又化一层，脉转细矣，神亦倦矣，病去正虚之际，当主以和养中气，佐轻泄以涤余热，守糜粥以俟胃醒，慎勿以虚而早投补剂，补之则反覆立至也。

桑叶一钱五分 石斛三钱 扁豆三钱 神曲一钱五分 丹皮一钱五分 豆卷三钱 甘草三分 橘白一钱 薏仁三钱 半夏曲一钱五分

【出处】本则医案选自清代柳宝诒《柳选四家医案》中《评选爱庐医案》的《疫邪门案一条》。

【分析】吴又可在《温疫论》中言："邪自口鼻而入，则其所客，内不在脏腑，外不在经络，舍于伏脊之内，去表不远，附近于胃，乃表里之分界，是为半表半里，即《针经》所谓横连膜原是也"。疠气致病最速，非寻常外感六淫之感，正邪交争激烈且持久，此为邪伏膜原之证。脉数大无序、舌垢腻叠布、矢气频转、小溲自遗等症，皆为三焦气机不能条达之象，正如《医学真传》言："三焦各归其部，上焦不归者，噫而酢吞；中焦不归者，不能消谷引食；下焦不归者，则遗溲。"

湿邪稽留三焦膜原，充斥三焦内外，如叶天士言："秽湿邪吸受，由募原分布三焦"，阻遏气机，气化失司，其治法当如《温热论》言："邪留三焦……则分消上下之势"，宣展气机，宣上、畅中、渗下，以"透邪"为第一要义，凡是苦寒、滋腻、补益等有碍气机通畅之品要慎用。尤其当三焦斡旋上下功能急剧阻遏，气机闭塞，造成叶氏所言"舌上苔如碱，胃中宿滞挟浊秽郁伏，当急急开泄，否则闭结中焦，不能从募原达出矣"。经典代表方剂便是吴又可《温疫论》达原饮，用以开达膜原，辟秽化浊。薛生白在《湿热病篇》中亦言："湿热阻遏膜原，宜柴胡、厚朴、槟榔、草果、藿香、苍术、半夏、干菖蒲、六一散等味。"

刘金方治痧症

【案例原文】（案1）本城丁光桥陈（左），考古痧症乃因天之风雨，寒暖不时，地之潮湿，疫邪蒸动，随天地升降流行，其间人届气交中，无可逃避。虚质犯染，重则为紧痧，轻则为暗痧，暗者轻缓之说也。其发无定，或十日半月一发，或一月二月一发，久必元气日衰，邪气日盛，戊己不充。每逢交夏，精神少而疲倦，饮食懒思。诊脉濡细，理宜固其根蒂，培其胃气则痧自可除矣。

丸方：赤苓　白苓　山药　白扁豆　鸡内金　新会皮　半夏曲　霜桑叶　粉丹皮　山栀子　六和曲　须谷芽　使君子　冬瓜仁　苡仁米

以上共碾极细之净末用荷叶蒂、陈老米煎浓汁为丸，如小绿豆大，每早空心服，开水送咽。

（金）按：此方补而不滞，宣而不猛之法也。君取赤白茯苓益气生血，臣辅山药、扁豆健胃培元，佐以鸡胵，磨积消谷之指挥，协以二陈，理气除痰之报使，桑丹泄少阳之郁，栀子屈曲而下行，曲谷和中犹妙于转输，使君子杀虫去腐，冬瓜仁清热悦颜，薏苡渗湿散脾精兮己土，荷米养正防秋燥兮兑金，诸药品有益无损，每晨带服，久则精神渐壮，气血丰盈，何病之有！

【出处】此则医案出于清代刘金方《临症经应录》卷一《痧》。

【分析】痧症包含两方面的含义，从广义来讲，一方面是指"痧"疹征象，即痧象；另一方面是指痧疹的形态外貌，即皮肤小现红点如粟，它以指循皮肤，稍有阻碍的疹点。清代邵新甫在《临证指南医案》中说："痧者，疹之通称，有头粒如。"痧是许多疾病的共同证候，统称之为"痧症"，故有"百病皆可发痧"之说。本文的痧症特指狭义的一种疾病。痧症主要是内风、湿、火之气相搏而为病。一年四季都有发生痧症的可能，但以夏秋季为多见。夏秋之际，风、湿、热三气盛，人若劳逸失度，则外邪侵袭肌肤，阳气不得宣通透泄，而常发痧症。本案患者每逢交夏，精神少而疲倦，饮食懒思，诊脉濡细，此为暑湿疫无疑，当健脾理气除湿，则痧自可除。

谢星焕治小儿疫症

【案例原文】吴启明之子，甫及周岁，发热呕吐，泄泻逼迫，烦躁不能少睡，大渴饮水不休，医者误为脾胃不足之呕，虚阳发外之热，津液下陷之渴，与七味白术散。一服，遂至两目上吊，角弓反张，肢体痉强，牙紧气促，唇口齿舌干燥而不可解。余知此症，乃疫邪传胃，未经清解，以致协热下利，直以葛根黄芩黄连汤，一服病气大退，再以小柴胡汤去半夏，加花粉，二剂而安。盖哑科之病，人皆详其外而略其内，所以头疼身痛，胸中膨满，小腹涩痛，大便热泄，人所不知，而医者又不详为谛审，徒执白术散为渴泻圣药一语，致令疫邪愈炽，燔热偏强。小儿筋骨柔脆，极为难耐，欲其不筋脉牵引变为痉症，其可得乎？余因解肌清热，将表里两症，外内合邪，一同并解。记此一案，不仅协热下利之绳墨，尤为幼科疫疾之鼓钟矣此症着眼处全在泄泻逼迫，唇口齿舌干燥而不可解上谛审。

葛根黄芩黄连汤　仲景

葛根　黄芩　黄连　甘草或加姜枣

小柴胡汤　仲景

人参　柴胡　黄芩　半夏　甘草姜枣

【出处】此则医案出于清代谢星焕《得心集医案》卷六《表里不和》。

【分析】儿科又被称为"哑科"，患儿往往不能准确地描述自己的病情，很多时候医生只能通过患儿的外在表征做出诊断。哑科之病，当详其内外，正所谓"有诸内必形诸外"。幼科疫疾常见呕泄交作之症。本案患儿症见发热呕吐，泄泻迸迫，烦躁不能少睡，大渴饮水不休。医者见其泄泻，便误为脾胃不足，方用七味白术散。七味白术散源于宋代钱乙《小儿药证直诀》，又称为钱氏白术散，用以健脾止泻。服药后出现两目上吊，角弓反张，肢体痉强，牙紧气促，唇口齿舌干燥而不可解，此为治疗之误。患儿虽头疼身痛，胸中膨满，小腹涩痛，但大便热泄，服用辛温之后，遂致痉强，此为协热而利，葛根芩连汤主之。

柳宝诒治阴阳毒疫病

【案例原文】塘市孙蕴之大令郎，聪颖异常，年甫十步，十三经已能背诵，且能举其大意。蕴翁视之，不啻掌上珠也。丁亥秋，专信邀诊。余夜船赴之，至明晨抵塘市，已不及救矣。蕴翁曰：大儿已死。次儿后一天起病，今已两天矣，病状与大儿纤毫无异。以大儿之死例之，则次儿至今夜五鼓时，亦将不救矣。姑为我视之，尚可挽救否？余视之，面色青晦不语，惟烦躁阵作。发躁时将臂内搔挖，若不知痛楚者。挖破处，血亦紫黯不流。舌质紫刺如杨梅，喉间板黄不腐。余细审，乃疫毒闭于营中，不能外达而毒攻心肺，故其死若是之速。此证属阴毒、阳毒之类，在古书中虽无确当治法，而以意测之，欲图挽回，必使疫毒有外泄之路，乃有生机。遂令其用犀角磨汁，鲜生地、大黄绞汁，再合元参、丹皮、银花等化毒泄热之品，陆续灌之。至黄昏，得大便溏黑者两次。灌至天明，尽药两茶盏，又得大便溏黑者两次。余再视之，神情较能灵动，舌上黄苔浮腻，喉间起腐。仍用前法，加入金汁，合养阴之意，如前灌之。一日夜服三、四碗，大小便始畅，腹硬亦平。其上半如颈、项、肩、肘，下部如腰脊、髀关、膝腘、等处，凡肢节交接之处，从前有紫痕僵块者，至此皆红肿作脓。不特咽喉溃烂，并肛门亦溃烂流脓。余力守养阴活血、泄热化毒之方，两旬以后，咽喉及通身之溃烂，均得以此收功。惟大便中仍有脓瘀杂下，余参用内痈治法，又月余始瘥。是役也，余用犀、地、大黄、多进不撤，人皆骇之。不知此证之热毒，亦非寻常所有。设迟回审慎，兼顾其虚，无论如此重病，不能挽救于垂危；即使当时就挽，而后半如此波涛，亦断不能收全功于万一也。

【出处】此则医案出于清代柳宝诒《温热逢源》卷下《伏温外窜血络发斑疹喉痧等证治》。

【分析】疫病具有流行性与传染性的特点，不论性别与年龄，其临床表现大多相似，本案长子已死，次子后一天起病，发病急骤，且病状与大儿相同，此为疫病无疑。本案患者症见面色青晦不语，烦躁阵作，发躁时将臂内搔挖，仿佛不知痛楚，挖破处血紫黯不流，肢节交接之处皆有紫痕僵块，医者辨为阴阳毒。阴阳毒首载于《金匮要略》，为感受疫毒，热毒侵入血分之证，根据热毒与血相结的深浅程度不同而有阳毒与阴毒之分。阳毒因热壅於上，以面赤斑斑如锦纹、咽喉痛、吐脓血为主要症状；阴毒乃邪阻经脉，以面目青、身痛如被杖、咽喉痛为主要症状，病情均属危重。本案患者"舌质紫刺如杨梅，喉间板黄不腐"，乃疫毒闭于营中，不能外达而毒攻心肺，其死甚速。故用犀角、地黄，合元参、丹皮、银花、大黄等化毒泄热之品，药症合拍，并力守养阴活血、泄热化毒之方，不能转投补益之剂。

俊笃士雅治疫眼

【案例原文】崎阳一商客，沾染疫眼，两目满肿，其色紫黑，肿上更生多少之粟粒许小肿疡，弩肉蟠胀，而溢出于胞睑外，头疼目痛尤甚，大渴引饮，不能平卧。一医诊云，实阳真热也，与大承气汤，点寒冷之药，刺络大为放血，而病热愈剧，疼痛益甚。于是接予诊之，脉沉数，而好热饮，舌上赤色有光。予断云：此极阴之证，若误用攻下，则盲瞎在旦夕焉。即投乌头汤五贴，疼痛如忘。服用桂枝加附子汤二十日许，而告平快。

【出处】此则医案出于清代日本俊笃士雅《眼科锦囊》卷一《阴阳拟似证》。

【分析】《灵枢·脉度》曰:"五脏常内阅于上七窍也。故肺气通于鼻,肺和则鼻能知臭香矣;心气通于舌,心和则舌能知五味矣;肝气通于目,肝和则目能辨五色矣;脾气通于口,脾和则口能知五谷矣;肾气通于耳,肾和则耳能闻五音矣。五脏不和,则七窍不通。"人体有七窍,通过此与外界相通。目精为人体其中一窍,然局部的病变辨证要亦须参照整体辨证。本案患者虽两目满肿,头疼目痛尤甚,大渴引饮,但其脉沉数,而好热饮,故此为真寒假热之证。目窍之热当为虚热,治当从本,以辛温之法而告平快。

浅田宗伯治温疫下血

【案例原文】一人年四十余,病温疫下血后,身重难转侧,四肢不收,口眼开脱,语言不出,其状如塑人,脉滑,舌上生芒刺,似欲冷饮。余以为下证悉具,即投以大承气汤服之。一帖,眼睛活动,语言少出,续服前方全愈。又一人患同病,而精神稍爽,瞳子和,口中津液粘涸,不能语言,绝食数日,人以为死证。时患者动指,其状似欲饮水,因与之,少得语言,如此数次。余试与白虎汤遂愈,盖承气汤主精神昏愦,不能语言。白虎汤主精神爽快,津液粘涸,不能语言。虽均属里实,二汤之所主自判然矣。(《中西深斋名数解》有白虎承气,辨颇明晰。而枫亭得之于实际,宜彼此参稽处之无差误。)

【出处】此则医案出于清代日本浅田宗伯《先哲医话》下卷《福井枫亭》。

【分析】疫病之邪最速亦最盛,往往出现神昏谵语之证,这时候"大实有羸状"或"至虚有盛候"的真假寒热之辨,常常需要细微之处见端倪。本案两例患者皆为"大实有羸状"，症见不能语言。不同之处，一者精神昏聩，四肢不收，舌上生芒刺；一者精神稍爽，瞳子和活，口中津液黏涸。由此可得二者皆为内热郁闭之证，均属里实，法当"热者寒之"，如何选方用药？医者最后得出结论：承气汤主精神昏愦，不能语言。白虎汤主精神爽快，津液粘涸，不能语言。

《伤寒论》中承气类方的条文多与谵语昏聩相关，"伤寒若吐、若下后，不解，不大便五六日，上至十余日，日晡所发潮热，不恶寒，独语如见鬼状。若剧者，发则不识人，循衣摸床，惕而不安，微喘直视，脉弦者生，涩者死，微者但发热谵语者，大承气汤主之，若一服利，止后服"；"阳明病，其人多汗，以津液外出，胃中燥，大便必硬，硬则谵语，小承气汤主之。若一服谵语止，更莫复服"；"阳明病，谵语有潮热，反不能食者，胃中必有燥屎五六枚也。若能食者，但硬耳，宜大承气汤下之"。盖承气者，承接中焦通降之气，若气机不能降，则邪热上蒸于脑，而致神昏。而《伤寒论》论述白虎汤方，"大汗出后，大烦渴不解，脉洪大者，白虎加参汤主之"；"若渴欲饮水，口干舌燥者，白虎加人参汤主之"。可见白虎汤类方多与渴相关，此为阳明之热烁津使然，但未瘀阻气机，故少见神昏谵语。

民国

张锡纯医案

时疫霍乱

【案例原文】病者寇媪，年过六旬，住奉天小南关。

病名：时疫霍乱。

原因：孟秋小旬，偶染霍乱，经医数人，调治两日，病势垂危，医者辞不治。其子寇汝仁来院，恳往为诊治。

证候：其从前原吐泻交作，至此吐泻全无，奄奄一息，昏昏似睡，肢体甚凉，六脉全无。询之犹略能言语，唯觉心中发热难受。

诊断：此证虽身凉脉闭，而心中自觉发热，仍当以热论。其所以身凉脉闭者，因霍乱之毒菌，窜入心脏，致心脏行血之机关将停，脉不达于周身，所以内虽蕴热，而仍身凉脉闭也。

疗法：当用药消其菌毒，清其内热，并以助心房之跳动。证虽危险，仍可挽回。

处方：镜面朱砂一钱五分，粉甘草细末一钱，冰片三分，薄荷冰二分，共研细，分作三次服。病急者，四十分钟服一次，病缓者，一点钟服一次，开水送下。

效果：将末药服二次，心热与难受皆愈强半，而脉犹不出，身仍发凉。知其年过花甲，吐泻多次，未进饮食，其气血衰惫已极，所以不能鼓脉外出，以温暖于周身也。遂又为疏方，用野台参一两以回阳，生怀山药一两以滋阴，净萸肉八钱以敛肝气之脱（此证吐泻之始，肝木助邪悔土，至吐泻之极，而肝气转先脱），炙甘草三钱以和中气之漓，因其心犹发热，又加元参四钱以凉润之。煎汤一大钟，分两次温服下，脉出，周身亦热。唯自觉心中余火未清，知其阴分犹亏，而不能潜阳也。又用元参、沙参、生山药各六钱，俾煎汤服下，病遂痊愈。

说明：此证初服之药末，载在拙著《衷中参西录》，名急救回生丹。因己未孟秋，霍乱盛行时，愚在奉天，拟得此方，登报广告，凡用此方者皆愈。友人袁林普为直隶故城县尹，用此方施药二百六十剂，即全活二百六十人。复将此方寄遍直隶、山东各县署，又呈明省长，登于《北洋公报》。次年直隶南半又有霍乱症，复为寄去卫生防疫宝丹方（此方亦与前方同时拟者，方用粉甘草细末十两，细辛细末两半，白芷细末一两，冰片细末二钱，薄荷冰细末三钱，镜面朱砂三两。将前五味共和，泛水为丸，桐子大，阴干透，用朱砂为衣，勿令余剩，每服百丸，病重者可服一百三四十丸）。袁君按方施药六大料，自救愈千人。又将其传遍各处，呈明省长、警务处长，登之《北洋公报》。大抵前方治霍乱阳证为宜，后方则无论阴证阳证，用之皆效。后见杭州所出《三三医书》第八种《时行伏阴刍言》，载用此二方，并能治愈伏阴若干证，谓霍乱为至险之证，而千古治霍乱无必效之方，幸拙拟二方用之皆效，为救人计，故详悉附记于此。

【出处】此则医案出于民国医家张山雷《古今医案平议·湿热霍乱》。张山雷注明此案引自"大东书局新出医案《张寿甫治案》"。检其出处，此案亦载于张锡纯（字寿甫）《医学衷中参西录》第六期第四卷《霍乱门》。

【分析】霍乱的诊治，宜区分寒热属性，张山雷《古今医案平议》将霍乱分为"寒证、热证，暨干霍乱三大例"，颇可参考。此案则属于热霍乱。患者年老体弱，元气不支，偶染霍乱，吐泻交作，心中发热难受，肢体发凉，六脉全无，邻于欲脱。此为阳证阴脉的极端表现，是由热而致的体厥。吴又可《温疫论·体厥》有言："阳证阴脉，身冷如冰，为体厥。"六脉如无，是群龙无首之象，证亦危急。法当清热解毒，益气固脱。张锡纯先予急救回生丹，方中清心镇惊，安神解毒；甘草补脾益气，清热解毒；冰片开窍醒神，清热止痛；薄荷冰散风热，清头目。患者服后脉犹不出，身仍发凉，乃是年老气血衰惫，虚极将脱，不能鼓脉外出，故用野台参回阳，淮山药滋阴，山茱萸敛涩肝气之脱，炙甘草和中气之漓，玄参滋阴降火。患者服后脉出身热，然阴分尚亏，不能潜阳，又用玄参、沙参、生山药，病遂痊愈。

【历代名医点评】民国何廉臣《全国名医验案类编》评此案："张氏寿甫曰：霍乱之证，或因饮食过量，或因寒凉伤其脾胃，将有吐泻之势，疫毒即乘虚内袭，遂挥霍撩乱而吐泻交作矣。吐泻不已，其毒可由肠胃而入心（胃大络虚里、小肠乳糜管，皆与心相通，其症间有自心胞直传心者，多不及治），更由心而上窜于脑（心有四支血脉管通脑），致脑髓神经与心俱病，左心房输血之力与右心房收血之力为之顿减，是以周身血脉渐停而通体皆凉也。故治此证者，当以解毒之药为主，以助心活血之药为佐，以调阴阳莫中土之药为使，爰拟急救回生丹一方。若霍乱吐泻已极，精神昏昏，气息奄奄，虚极将脱，危在目前，病势至此，其从前之因凉因热，皆不暇深究，惟急宜重用急救回阳汤，固其阴阳之将离，是此汤虽为回阳之剂，实则交心肾和阴阳之剂也。服此汤后，若身温脉出，觉发热有烦躁之意者，宜急滋其阴分，若玄参、生芍药之类，加甘草以和之，煎一大剂，分数次温饮下。其言如此。发明霍乱之病理及其处方，可谓独出心裁，别开生面者矣。似此佳案，的是传作，宜其《衷中参西录》山西医学校定为教授学生之讲本也。"

民国医家张山雷《古今医案平议》评此案曰："寿甫所定急救，防疫两丹，据其自述，效验久著，定不欺人。此病心中发热，确是热证，但舌色当亦可据，而未叙明，终是缺典。其所以身凉脉伏者，逾甲年华，血液几何，上下交征，奚堪剥削？元气不支，邻于欲脱，自然体不温，脉不鼓，均是霍乱中恒有之气象。彼俗子概认为真寒者，诚多谬误，而寿翁此条诊断，竟谓毒菌窜入心脏，则未免附会新学说，有意揣摩风气，却非病理之真。如果毒菌入心，得毋凝碧池头，禄山已登大宝，而唐祚恢复，那得如是容易，是亦醉心欧化，效颦西家之一蔽，寿颐不敏，窃为贤者不取。愚于时贤医学，极佩寿翁议论，多能脚踏实地，从治验上发挥真理，最是不可多得之才，而于此乃妄肆吾狂瞽之见者，只以近人多此一种习气，误认寄人篱下为时趋，岂知不中不西，非驴非马，转足以惹人轻视，而国学益以不振，不禁疾首蹙颁，发愤一通，盖亦责备贤者之至意，非敢唐突西施，有所不满，明哲通才，当能谅此。请观寿甫处方，野参、山药，俱是一两，苠肉用至八钱，岂非救阴救脱当务之急，补正不暇，遑言杀菌，当可恍然于此证之真相。原文野参回阳，亦有语病，既知内有蕴热，则身凉非真寒，又岂有回阳之理？人参补阴，《本草经》自有明文，仲景加参，皆为汗吐下后津液耗伤者设法，尤其补阴滋液之铁板注脚，寿甫用于此证，正是仲师家法。前明医书，妄称人参回阳，原是大误，而以'回阳'二字，用之于此人此病，则病情药理，皆得其反，尤为不妥。"

时行鼠疫

【案例原文】民国十年，黑龙江哈尔滨一带鼠疫盛行，奉天防范甚严，未能传染入境。惟中国银行与江省银行互相交通，鼠疫之毒菌因之有所传染。其行中经理施兰孙者，浙江人，年三十余，发生肺炎性鼠疫，神识时明时愦，恒作谵语，四肢逆冷，心中发热，思食凉物，小便短赤，大便数日未行。其脉沉细而迟，心虽发热，而周身肌肤之热度无异常人，且闭目昏昏似睡，呼之眼微开，此诚《伤寒论》少阴篇所谓但欲寐之景象也。其舌上无苔，干亮如镜，喉中亦干甚，且微觉疼，时作干咳，此乃因燥生热，肾气不能上达，阴阳不相接续，故证象、脉象如此，其为鼠疫无疑也。此证若燥热至于极点，肺叶腐烂，咳吐血水，则不能治矣。犹幸未至其候，急用药调治，尚可挽回。其治之之法，当以润燥、清热为主，又必须助其肾气，使之上达，与上焦之阳分相接续而成坎离相济之实用，则脉变洪大，始为吉兆。爰为疏方于下：

生石膏（捣细，三两）、知母（八钱）、玄参（八钱）、生怀山药（六钱）、野台参（五钱）、甘草（三钱）。共煎汤三茶盅，分三次温饮下。

按：此方即拙著《衷中参西录》三期六卷中白虎加人参汤以山药代粳米而又加玄参也。方中之意，用石膏以清外感之实热；用山药、知母、玄参以下滋肾阴、上润肺燥；用人参者，诚以热邪下陷于少阴，遏抑肾气不能上达，而人参补而兼升之力，既能助肾气上达，更能助石膏以逐除下陷之热邪，使之上升外散也。且凡阴虚兼有实热者，恒但用白虎汤不能退热，而治以白虎加人参汤始能退热，是人参与石膏并用，原能立复真阴于邪热炽盛之时也。

将药三次服完，身热，脉起，舌上微润，精神亦明了，惟大便犹未通下，内蕴之热犹未尽清。俾即原方再服一剂，其大便遂通下，余热亦遂尽消矣。为此证无结核败血之现象，而有肺燥、舌干、喉疼之征，故可名之为肺炎性鼠疫也。

【出处】此则医案出于民国医家张锡纯《医学衷中参西录》第五期第六卷《论鼠疫之原因及治法》。

【分析】张锡纯《论鼠疫之原因及治法》认为鼠疫："此证发生之初，原是少阴伤寒中之热证类，至极点始酝酿成毒，互相传染。"本案施某患肺炎性鼠疫，神昏语谵，心中发热。因燥生热，肾气不能上达，故四肢逆冷；喜食凉物，小便短赤，则为内热之象，热盛则上扰心神，故神昏语谵。法当润燥清热，益气解毒。张锡纯以《伤寒论》白虎加人参汤加减化裁，方中石膏解肌清热，除烦止渴，用于清逐外感的实热；人参益气生津，助石膏升散下陷的热邪；山药、知母、玄参，滋肾阴，润肺燥；甘草补脾益气，清热解毒，兼调和众药。患者服药后，身热脉起，神醒舌润，但大便未通，乃内热未尽，原方再服遂安。肺鼠疫不可妄用辛温发表，亦妄用苦寒荡涤，张锡纯之治法可备参酌。

【历代名医点评】民国何廉臣《全国名医验案类编》评此案："廉

按：鼠疫为八大传染病之一，西医名黑死病，又名配斯笃，有肺配斯笃、腺配斯笃等之别。吾国《鼠疫汇编》《鼠疫集成》，专发明此病而设，大旨以清解血毒为君。此案疗法润燥清热，从人参白虎汤加减，乃治肺配斯笃清燥救肺之方法，为治鼠疫者别树一帜。虽然鼠疫之毒由鼻入肺则为肺鼠疫，其证比腺鼠疫重而且速，甚者有一二日即死。湖北冉雪峰君曰：丁巳戊午冬春之交，归绥鼠疫蔓延，浸浸南下，而晋而鲁而宁，武汉亦有此项疫证发现。除粮道街黄姓少东、后长街夏姓内眷误药在前，肺部溃烂，已吐脓血不救外，其余候补街宋姓、府后街朱姓、百寿巷袁姓等多人均以一二剂起之。经此番实验，似有把握。夫肺鼠疫为阴燥，阴燥体阴用阳，纯是一派热象。即兼外感，不可用辛温发表，且热虽甚，亦不可用苦寒荡涤。盖肺位最高，燥先伤肺，肺主气，当治气分。倘邪未入营，开手即用连翘、红花、丹皮、桃仁之类，是凿空血管，引贼入室。必也清芳润透，不温不烈，不苦不燥，不黏不滞，其庶几乎。爰制二方于后，为世之治肺鼠疫者进一解。一《太素》清燥救肺汤（冬桑叶三钱、杭菊花二钱、薄荷叶一钱、瓜蒌皮三钱、甜杏仁三钱、鲜石斛三钱、鲜芦根六钱、生甘草一钱、真柿霜三钱，津梨汁二荼匙冲。以上十味，除柿霜、梨汁，以水三杯微煮，以香出为度，去滓，入柿霜、梨汁温服。身热或入暮发热，本方薄荷再加一钱，或加麻绒六分至八分，取微似汗，得汗去麻绒）。此方治燥气怫郁之在气分者。桑叶、菊花、薄荷芳香轻透，清肺热，解肺郁，利肺窍，俾燥邪外泄皮毛；蒌皮、杏仁利膈导滞，内气得通，则外气易化；石斛、芦根凉而不滞，清而能透；柿霜、梨汁柔润而不滋腻；甘草补土生金，和诸药，解百毒，合之为清凉透表，柔润养液，绝不犯上论各弊。有热加薄荷麻绒者，肺合皮毛，开之以杀其势，勿俾久遏而令肺脏发炎也。二急救通窍活血汤（川升麻钱半、青蒿叶三钱、藏红花二钱、净桃仁三钱、犀角尖一钱、生鳖甲三钱、真麝香五厘绢包、鲜石斛三钱、鲜芦根六钱。以上九味，以水五杯，先煮升麻等七味，令汁出，再入芦根、石斛，微煮五六十沸，去滓温服。外窍闭加麻绒一钱五分，如内窍未闭，去麝香，势缓亦去麝香。得微似汗微吐者愈。急刺足委中穴以助药力）。此方治燥邪怫郁，直袭血分，气血交阻，面目青，身痛如被杖，肢厥，体厥，脉厥，或身现青紫色。倘仅气分郁闭，未可误用，界限务宜分明，青蒿、升麻透达气分之邪，红花、桃仁透达血分之邪；犀角、鳖甲直入血分而攻之；石斛、芦根转从气分而泄之；而又加麝香以利关节，以期立速透达。合之为由阴出阳，通窍活血，而仍不落黏滞，犯以上各弊。不用柔润者，急不暇择，以疏通气血为要务也；外窍闭加麻绒，亦闭者开之之意也；内窍未闭及势缓去麝香，恐耗真气也；急刺足委中穴，恐药力缓不济，急刺之以助其疏利也。或问石斛、芦根后煮，取其轻透气分，固已，升麻、青蒿亦气分药，何以不后煮？曰：石斛、芦根原取清轻，过煮则腐浊，失其功用。若升麻、青蒿混合久煮，取其深入血分，透出气分，若亦后煮，则两两判然，安能由阴出阳乎？噫！微矣。"

肺鼠疫

【案例原文】又尝治少年，得肺鼠疫病。其咽喉唇舌，异常干燥。精神昏昏似睡。周身肌肤不热。脉象沉微。问其心中，时常烦闷。此鼠疫之邪，闭塞其少阴，致肾气不能上达也。问其大便，四日未行。遂投以大剂白虎加人参汤，先用茅根数两煎汤，以之代水煎药，取汁三盅，分三次饮下。其脉顿起，变作洪滑之象。精神已复，周身皆热，诸病亦皆见愈。俾仍按原方将药煎出，每饮一次，调入生鸡子黄一枚，其病遂全愈。盖茅根生于水边，原兼禀寒水之气。且其出地之时，作尖锐之锥形，故能直入少阴，助肾气上达，与心相济，则心即跳动有力，是以其脉，遂洪滑外现也。再加生鸡子黄，以滋少阴之液，俾其随气上升，以解上焦之因燥生热，因热生烦，是以诸病皆愈也。此二案皆足征茅根理气之效也。

【出处】此则医案出于民国张锡纯《医学衷中参西录》卷二十一《鸡胵茅根汤》。

【分析】鼠疫是鼠疫杆菌借鼠蚤传播为主的烈性传染病，肺鼠疫是鼠疫的一种，发展迅猛，急起高热，全身中毒症状明显，发病数小时后出现胸痛、咳嗽、咳痰，痰由少量迅速转为大量鲜红色血痰，呼吸困难与发绀迅速加重。病情常进展迅速，临终前高度发绀，皮肤常呈黑紫色，故有黑死病之称。清末东北地区曾爆发鼠疫，其流行性之强，张贞午曾言："人世之最惨者莫如瘟疫，而瘟疫中遗害最毒者莫如百斯笃（鼠疫）一种。别种瘟疫传染犹缓，而百斯笃传染最速；别种瘟疫医治得手可救十之五六，而百斯笃一发即死，无可医治；别种瘟疫因热而生，遇寒即灭，而百斯笃不然，虽遇零数度以下之严寒仍然猖獗。"

本案患者为肺鼠疫病，症见咽喉唇舌，异常干燥，精神不振，昏昏似睡，脉象沉微，周身肌肤不热，但心中烦闷异常。此鼠疫之邪，热邪闭塞其少阴，切不可误认为虚寒之象而妄投补益。方用大剂白虎加人参汤清热养阴，并用茅根数两煎汤凉营清热。张锡纯认为："白茅根味甘，性凉，中空有节，最善透发脏腑郁热，托痘疹之毒外出；又善利小便淋涩作疼、因热小便短少、腹胀身肿；又能入肺清热以宁嗽定喘；为其味甘，且鲜者嚼之多液，故能入胃滋阴以生津止渴，并治肺胃有热、咳血、吐血、衄血、小便下血，然必用鲜者其效方着。"本案正是取其禀寒水之气，直入少阴，助肾气上达，透发郁热，以解上焦之燥热。

疫疹

【案例原文】奉天友人朱某某之子，年五岁。于庚申立夏后，周身壮热，出疹甚稠密，脉甚洪数，舌苔白厚，知其疹而兼瘟也。欲以凉药清解之，因其素有心下作疼之病，出疹后，贪食鲜果，前一日犹觉疼，又不敢投以重剂。遂勉用生石膏、玄参各六钱，薄荷叶、蝉蜕各一钱，连翘二钱。晚间服药，至翌日午后视之，其热益甚，喉疼，气息甚粗，鼻翅煽动，且自鼻中出血少许，有烦躁不安之意。愚不得已，重用生石膏三两，玄参、麦冬（带心）各四钱，仍少佐以薄荷叶、连翘诸药。俾煎汤二茶盅，分三次温饮下。至翌日视之，则诸证皆轻减矣。然余热犹炽，而大便虽下一次，仍系燥粪。询其心犹发热，脉仍有力。遂于凉解药中，仍用生石膏一两，连服两剂，壮热始退。继用凉润清解之剂调之全愈。

按：此证初次投以生石膏、玄参各六钱，其热不但不退而转见增加，则石膏之性原和平，确非大凉可知也。

至其证现种种危象，而放胆投以生石膏三两，又立能挽回，则石膏对于有外感实热诸证，直胜金丹可知。此证因心下素有疼病，故石膏、玄参初止用六钱。若稍涉游移，并石膏、玄参亦不敢用，再认定疹毒，宜托之外出而多用发表之品，则翌日现证之危险，必更加剧，即后投以大剂凉药，亦不易挽回也。目睹耳闻，知孺子罹瘟疹之毒，为俗医药误者甚多，故于记此案时，而再四详为申明。

瘟疫之证，虽宜重用寒凉，然须谨防其泄泻。若泄泻，则气机内陷，即无力托毒外出矣。是以愚用大剂寒凉，治此等证时，必分三四次徐徐温服下，俾其药力长在上焦，及行至下焦，其寒凉之性已为内热所化，自无泄泻之弊。而始终又须以表散之药辅之，若薄荷、连翘、蝉蜕、僵蚕之类，则火消毒净，疹愈之后亦断无他患矣。至若升麻、羌活之药，概不敢用。友人刘某某，精通医学。曾治一孺子，出疹刚见点即回。医者用一切药，皆不能表出。毒气内攻，势甚危急，众皆束手。刘××投以《伤寒论》麻杏甘石汤，一剂疹皆发出，自此遂愈。夫麻杏甘石汤，为汗后、下后、汗出而喘无大热者之方，刘某某用以治疹，竟能挽回人命于顷刻，可为善用古方者矣（用此方者，当视其热度之高低，热度高者石膏用一两，麻黄用一钱，热度低者石膏用一两，麻黄用二钱）。

【出处】此则医案出于民国张锡纯《医学衷中参西录》卷二十六《清疹汤》。

【分析】张锡纯因喜重用生石膏，被后人奉为"张石膏"，张锡纯言："恒择对症之药，重用一味，恒能挽回急重之病，且得以验药力之实际。"本案患者症见周身壮热，出疹甚稠密，诊其脉甚洪数，查其舌苔白厚，此为内热之证，当以凉药清解。患者素有心下作疼之病，恐其不能耐受寒凉之性，而致陷下。故采用仲景"试药"之法，投以石膏平剂，发现病重药轻，遂放胆重用石膏，诸症皆减，继用凉润清解之剂调之而痊愈。

丁甘仁医案

寒疫霍乱三则

【案例原文】陈左 夏月阳外阴内，偏嗜生冷，腠理开发，外邪易袭。骤触疫疠不正之气，由口鼻而直入中道，以致寒暑湿滞，互阻中焦，清浊混淆，乱于肠胃，胃失降和，脾乏升运，而大吐大泻，挥霍撩乱。阳邪锢闭于内，中阳不伸，不能鼓击于脉道，故脉伏；不能通达于四肢，故肢冷，两足转筋。一因寒则收引，一因土虚木贼也。汗多烦躁，欲坐井中之状，口渴不欲饮，是阴盛于下，格阳于上，此阴躁也。形肉陡然削瘦，脾土大伤，谷气不入，生化欲绝，阴邪无退散之期，阳气有脱离之险，脉证参合，危在旦夕间矣！拟白通四逆加人尿猪胆汁意，急回欲散之阳，驱内胜之阴，背城借一，以冀获效。

生熟附子各三钱　淡干姜五钱　炙草一钱　姜半夏三钱　吴萸七分　川连三分　赤苓四钱　陈皮一钱　陈木瓜五钱　童便冲服，一杯　猪胆汁冲服，三四滴

复诊　吐泻烦躁均减，脉伏肢冷依然，加炒潞党参四钱。

罗左　触受寒疫不正之气，夹湿滞交阻，太阴阳明为病，清浊相干，升降失常，猝然吐泻交作，脉伏肢冷，目陷肉削，汗出如雨。脾主四肢，浊阴盘踞中州，阴气不能通达，脉伏肢冷，职是故也。阳气外越则自汗，

正气大虚则目陷肉削。舌苔白腻，虚中夹实，阴霍乱之重症。亟拟白通四逆汤合附子理中汤加减，以期转机为幸。

　　熟附子块二钱　淡干姜一钱　清炙草八分　姜半夏三钱　吴萸七分　童便冲服，一酒杯　炒潞党三钱　生白术二钱　赤苓四钱　制川朴一钱　川连三分　猪胆汁冲服，三四滴　灶心黄土一两　阴阳水煎。

　　赵右　寒疫不正之气，挟湿滞互阻，太阴阳明为病，清浊相干，升降失常，忽然吐泻交作，脉伏肢冷。目陷肉削，汗出如冰。脾主四肢，浊阴盘踞中州。阴气不能通达，肢冷脉伏，职是故也。阴无退散之期，阳有散亡之象，阴霍乱之重症，危在旦夕！勉拟通脉四逆汤加味，驱内胜之阴，复外散之阳，未识能有挽回否？

　　熟附片三钱　姜川连八分　仙半夏一钱五分　猪胆汁冲服，三四滴　淡干姜五分　炙甘草五分　赤猪苓各三钱　淡吴萸三分　制小朴八分　葱白头三个

　　【出处】此则医案出于民国丁甘仁《丁甘仁医案》卷二《霍乱案》。

　　【分析】霍乱是由霍乱弧菌所引起的烈性肠道传染病，发病急、传播快，属于甲类传染病。典型症状为剧烈的腹泻和呕吐，可引起脱水、肌肉痉挛，严重者导致外周循环衰竭和急性肾衰竭。此三例患者皆是受寒疫不正之气，大吐大泻，查其脉伏肢冷，当辨证为阳邪锢闭于内，中阳不伸，阴盛于下，格阳于上。治疗当急回欲散之阳，驱内胜之阴，方用白通汤加减而获显效。

湿疫霍乱二则

　　【案例原文】尤左　寒暑湿滞互阻，太阴阳明为病，阴阳逆乱，清浊混淆，猝然吐泻交作，腹中绞痛，烦闷懊憹，脉沉似伏，霍乱之症，弗轻视之。亟拟芳香化浊，分利阴阳。

藿苏梗各一钱五分　枳实炭一钱　陈广皮一钱　姜川连五分　大腹皮二钱　姜半夏二钱　制川朴一钱　白蔻仁八分　淡吴萸二分　六神曲三钱　炒车前三钱　生姜三片　赤猪苓各三钱　玉枢丹冲服，四分

二诊　昨进正气合左金法，吐泻渐止，腹痛亦减，脉转濡数，反见身热，口干不多饮，舌苔灰腻而黄，伏邪有外达之机，里病有转表之象，均属佳境。仍守原意，加入解表，俾伏邪从汗而散。

淡豆豉二钱　嫩前胡一钱五分　苏藿梗各一钱五分　仙半夏二钱　大腹皮二钱　薄荷叶八分　制川朴一钱　陈广皮一钱　炒枳壳一钱　六神曲三钱　白蔻壳一钱　姜竹茹一钱　荷叶一角

三诊　恙由吐泻而起，太阴阳明为病，今吐泻虽止，而里热口渴，烦躁不寐，舌糙黑，脉细数。脾胃之阴已伤，心肝之火内炽。当宜养阴救液而清伏热。

鲜石斛三钱　连翘壳三钱　冬桑叶三钱　朱茯神三钱　细生地三钱　黑山栀一钱五分　粉丹皮二钱　天花粉三钱　生甘草六分　活芦根去节，一尺

李左　暑湿夹滞，互阻中焦，太阴阳明为病，吐泻交作，腹中绞痛，脉沉，四肢厥冷，舌灰腻微黄。此系感受疫疠之气，由口鼻而入中道，遂致清浊混淆，升降失司。邪入于胃，则为呕吐，邪入于脾，则为泄泻。湿遏热伏，气道闭塞，气闭则不能通达经隧，所以四肢逆冷也。伤寒论曰：呕吐而利，名曰霍乱。此重症也，急拟芳香化浊，分利阴阳。

藿苏梗各一钱五分　川雅连五分　淡黄芩一钱五分　炒竹叶一钱五分　广陈皮一钱　淡吴萸二分　炒赤芍二钱　大腹皮二钱　仙半夏二钱　制川朴八分　枳实炭一钱　六神曲三钱　炒车前三钱　玉枢丹冲，四分

【出处】此则医案出于民国丁甘仁《丁甘仁医案》卷二《霍乱案》。

【分析】此二例患者感受湿疫之邪，出现大吐大泻，诊断为霍乱。暑湿夹滞，互阻中焦，太阴阳明为病，吐泻交作，察其舌苔灰腻而黄，此为中焦脾胃不能斡旋，湿浊中阻，当芳香化浊，分

利阴阳，方用藿朴夏苓合连朴饮之属。

痢疾

【案例原文】宣童　发热六天，临晚尤甚，热度至百零四之盛，下痢日夜七八十次之多，速至圊而不能便，腹痛堕胀难忍，谷食不进，幸无呕吐，而口干欲饮，苔腻黄，脉滑数。时疫伏温，蕴蒸阳明，欲达而不能达，湿滞败浊，互阻曲肠，欲下而不能下。手足阳明为病，病情猛烈，急议表里双解，通因通用，冀望热清痢减，始有转机之幸。

粉葛根二钱　薄荷叶八分　金银花八钱　连翘壳四钱　酒炒黄芩一钱五分　炒赤芍一钱五分　青陈皮各一钱　全栝楼切，四钱　春砂壳八分　苦桔梗一钱　六神曲三钱　焦楂炭三钱　枳实导滞丸包煎，三钱

二诊　连投解肌通腑之剂，得汗甚多，发热较轻，白疹隐隐，布于胸膺之间，伏温之邪，有外达之机，痢下次数虽则不少，而腹痛已减，后重亦松，纳谷无味，口干欲饮，苔黄，脉滑数不静。湿热败浊，尚在曲肠之间，未得下行也。原法增减，努力前进。

原方去薄荷叶，加清水豆卷四钱。

三诊　发热渐退，痢下亦稀，腹痛后重，已减其半。谷食无味，口干不多饮，神疲色萎，苔薄黄，脉濡滑而数。阴液暗伤，湿热滞尚未清澈，肠胃气机不和。今拟理脾和胃，清化湿浊，更宜薄滋味，节饮食，恐有食复之弊，虽有虚象，不可骤补。

炒银花五钱　炒赤芍一钱五分　酒炒黄芩一钱　全当归一钱五分　陈皮一钱　春砂壳八分　苦桔梗一钱　焦楂炭三钱　焦谷麦芽各三钱　全栝楼切，三钱　荠菜花炭三钱　香连丸包，一钱二分

【出处】此则医案出于民国丁甘仁《丁甘仁医案》卷二《痢疾案》。

【分析】痢疾是以严重腹泻、黏液血便并常有肠道溃疡及毒血症、腹痛以及里急后重为特征的一种流行性或地方性的疾病。一

般由于致病菌或原生动物所引起，主要通过污染的食物或水而传播。民国时期卫生条件较差，痢疾是常见易感病。本案患者下痢日夜七八十次之多，但便下不畅，腹痛堕胀难忍，谷食不进，而口干欲饮，苔腻黄，脉滑数，诊断为痢疾。此为湿热之邪郁于下焦，当理脾和胃，清化湿浊，药后病势方减。对于湿热疫，一者湿热之邪可暗耗阴津；二者药用清凉，也可伤及阳气。叶天士在《温热论》中言："且吾吴湿邪害人最多。如面色白者，须要顾其阳气，湿胜则阳微也。如法应清凉，用到十分之六七，即不可过凉，盖恐湿热一去，阳亦衰微也。面色苍者，须要顾其津液，清凉到十分之六七，往往热减身寒者，不可便云虚寒而投补剂，恐炉烟虽熄，灰中有火也，须细察精详，方少少与之，慎不可漫然而进也。"因此，在本案治疗后期，湿热之邪已减，但要注意节饮食，恐有食复之弊，虽有虚象，不可骤补。

温毒喉痧

【案例原文】丁甘仁（住上海）

病者　夏君，年二十余，扬州人，住上海陈大弄。

病名　温毒喉痧。

原因　患时疫喉痧五天，痧虽已密布，独头面鼻部俱无，俗云白鼻痧，最为凶险。曾经服过疏解药数帖，病势转重。

证候　壮热如焚，烦躁谵语，起坐狂妄，如见鬼状（病家以为有祟为患），咽喉内外关均已腐烂，滴水难咽，唇焦齿燥。

诊断　脉实大而数，舌深红，余曰：此疫邪化火，胃热熏蒸心包，逼乱神明，非鬼祟也。

疗法　头面鼻部，痧虽不显，然非但用升葛等升散可治，急投犀角地黄汤解血毒以清营，白虎汤泄胃热以生津，二方为君，佐以硝黄之咸苦达下，釜底抽薪。

处方 黑犀角六分,磨汁,冲 鲜生地一两 赤芍二钱 丹皮二钱 风化硝三钱,分冲 生石膏一两,研细 白知母四钱 生甘草六分 生锦纹四钱

效果 服后,过数时得大便,即能安睡。次日去硝、黄,照原方加金汁、竹油、珠黄散,服数剂,即热退神清,咽喉腐烂亦去。不数日而神爽矣。

【出处】此则医案出于民国何廉臣《全国名医验案类编》中《二集·传染病案》的卷八《温毒喉痧案》。

【分析】本案为病重药轻的验案,案中患者患时疫喉痧五天,痧已密布,却服卫分疏解药,病势转重。患者症见壮热如焚,烦狂谵语,咽喉内外关均已腐烂,滴水难咽,唇焦齿燥,查其脉实大而数,验其舌深红,此为疫邪化火,由气转营。当急投犀角地黄汤以清营解毒,白虎汤以泄热生津,佐以硝黄以通下,釜底抽薪。

【历代名医点评】廉按:同一喉痧,有时喉痧、疫喉痧之别。无传染性者为时喉痧,因于风温者最多,暑风及秋燥亦间有之,其症喉虽红肿且痛,而不腐烂,疹虽发而不兼痧。有传染性者为疫喉痧,因于风毒者多,因于温毒者亦不鲜,其症喉关腐烂,而不甚痛,一起即痧并发,则成片,痧则成粒。丁君自制解肌透痧汤,为治风毒喉痧之正方,凉营清气汤为治温毒喉痧之主方,各有攸宜,慎毋混用。若不辨而误用,无不起剧烈之反应,而其寿立倾。临证之时,必先注意而慎重之。

燥疫白喉

【案例原文】丁甘仁（住上海）

病者 叶女,年十余岁,住上海。

病名 燥疫白喉。

原因 素因阴虚肝热,现因染燥疫时气,与内蕴伏热相应为患,病已四天。

证候 喉旁左右两关腐烂，蒂丁亦去其半，身热不壮，四日粒米不进。

诊断 脉象濡数，舌质淡红，中后薄黄。余曰："此疫疬之邪熏蒸肺胃，而心肝之火内炽也。"

疗法 郑梅涧《重楼玉钥》续集云："白喉遇燥气流行而发，用药以养阴清肺为主。"今仿其法而加减之。

处方 鲜生地六钱 京元参三钱 冬桑叶三十张 金银花三钱 汉木通八分 鲜石斛四钱 甘中黄八分 川贝母三钱，去心 青连翘三钱 薄荷叶八分 川雅连五分 鲜竹叶三十片 活水芦根一两，去节

效果一剂即咽喉腐烂渐脱，反觉掀痛。此由腐烂虽去，新肉未生，故掀痛，仍用原方加花粉三钱，因未大便，加生川军三钱，开水泡绞汁冲服，得大便甚畅，胃热下行，白喉随愈。肺与大肠相表里，腑热下达，肺火亦从下降，病遂就瘥。

【出处】此则医案出于民国何廉臣《全国名医验案类编》中《二集·传染病案》的卷九《燥疫白喉案》。

【分析】白喉忌表，尤忌辛温发汗。本案患者素因阴虚肝热，症见喉旁左右两关腐烂，身热不壮，四日粒米不进，查其脉象濡数，诊为阴肺肾阴虚，虚火上炎，复加燥热疫毒上犯，以致喉间起白如腐、咽喉肿痛、鼻干唇燥，治宜养阴清肺，兼散疫毒。养阴清肺汤来源于《重楼玉钥》，言："按白喉一证，即所谓白缠喉是也。诸书皆未论及，惟《医学心悟》言之。至于论治之法，亦未详备。缘此症发于肺肾，凡本质不足者，或遇燥气流行，或多食辛热之物，感触而发。初起者发热，或不发热，鼻干唇燥，或咳或不咳，鼻通者轻，鼻塞者重。音声清亮，气息调匀易治；若音哑气急，即属不治。近有好奇之辈，一遇此症，即用象牙片动手于喉中，妄刮其白，益伤其喉，更速其死，岂不哀哉！余与既均三弟疗治以来，未尝误及一人，生者甚众，经治之法，不外肺肾，总要养阴清肺，兼辛凉而散为主。"

【历代名医点评】廉按：郑氏养阴清肺汤专为燥疫白喉而设，虽属正治，然就余所验，江浙患真白喉证少，染烂喉痧者多，若不明辨而误用，每致贻人天札。吾友杜君同甲，所以著《白喉抉微》驳议，叮咛以警告病家也。

陈务斋医案

温疫内陷证

【案例原文】陈务斋（住梧州四方井街）

病者　陈梁氏，年二十五岁，广西容县，住乡，体壮，农业。

病名　温疫内陷。

原因　素因食物不节，消化不良，宿滞化热。诱因温疫流行，传染菌毒而发，又因药误而内陷。

证候　初起恶寒发热，头痛项强，腰脊疼胀，肢倦口渴，由午至酉，起立即仆，不省人事，牙关紧闭，肢冷至肘，脘腹灼热，气粗喘急，唇缩而焦，齿黑而干，目赤面青，经昼夜不醒。

诊断　左右脉伏，舌紫而苔罩白腻，体温达一百零四度，此吴又可所谓体厥脉厥也。由疫毒将发，新凉外束，伏邪欲达而不能遽达，遂致脉伏不见，热极而厥，厥深热亦深。故前医叠用辛散通关方法，竟一昼夜不放。病势甚凶，危在顷刻。惟脉伏多系实症，虽见昏厥，开达得法，或可挽救于什一。

疗法　初用竹沥合童便，重加紫雪一钱，频频灌下，以豁痰宣窍，清热降火。服后神识略醒。再用刘氏双解散，去防、术、芎、归、芍等，加红花、中白、牙皂、磨犀，取荆、薄、麻黄速解肌表，以辛散外寒，犀角、翘、栀速透上焦，以清宣里热，硝、黄、芩、膏荡涤肠胃，以凉泻伏火。然病至内陷昏厥，必有有形之痰火瘀热，蒙闭心与脑神气出入之清窍，故用牙皂、桔梗以开痰，红花、中白以涤瘀。君臣佐既经配合，而使以益元散者，解热毒以调和诸药也。一服后，则肢表厥减，面唇略润，诊脉略见沉弦数。再二服后，人事略醒，牙关缓软，四肢厥除，惟手足麻挛，口甚燥渴，体中发热，心常惊悸，起卧无常，诊脉起而洪弦数。又用犀羚钩藤汤加人中白，取其直清心肝，泻火熄风，泄热通络，化痰利水。一服后，热退体和，肢表麻挛已除，惟咽干口渴，烦躁不眠，诊脉弦数略减。又用人参白虎合犀角地黄汤，双清气血两燔，润津燥以救阴液。

处方　防风通圣散加减方

荆芥穗一钱　苏薄荷一钱　带节麻黄三分　生大黄四钱　生山栀三钱　犀角尖二钱，磨冲　净朴硝三钱，冲　益元散三钱，包煎　西红花二钱　人中白二钱　生石膏六钱，研细　青连翘四钱　青子芩三钱　小牙皂一钱　津桔梗一钱

次方　犀羚钩藤汤加人中白方

犀角尖一钱，磨冲　羚羊角二钱，先煎　钩藤钩五钱　人中白三钱　牙皂角一钱　生石膏六钱　知母三钱　莲子心四钱　川木瓜三钱　龙胆草二钱　淮木通二钱

三方　人参白虎合犀角地黄汤

西洋参三钱　生石膏三钱　肥知母四钱　粉甘草一钱　陈粳米六钱　黑犀角三钱　鲜生地四钱　生赤芍三钱　牡丹皮钱半　煎服。

效果　五日牙关不闭，四肢厥除，人事已醒。十日热退体和，食量略进。二十日烦躁已除，食量大进，元气回复而瘥。

【出处】此则医案选自民国何廉臣《全国名医验案类编》中《二集·传染病案》的《第七卷时行瘟疫病案》。

【分析】正不胜邪，毒不外泄，反陷入里，客于营血，内传脏腑，称之为"内陷"。中医治病当"知犯何逆，随证治之"，若如《伤寒论》所言"本发汗而复下之"或"本先下之，而反汗之"等，此都为"逆"。本案便是一例"药误"案。

患者初起有恶寒发热，头痛项强等表证，兼素嗜食肥甘，胃

滞化热，本可因势利导，但因"药误"反引邪入里，痰热浊邪蒙蔽心窍，形成"厥证"。患者虽昏迷不醒，四肢厥冷，然脘腹灼热，气急齿焦，又见左右脉伏，舌紫苔腻，形成"痰厥"之象。此为"厥深热亦深"之病机，邪热过盛，深伏于里，致阳气内郁，不能通达四肢，当"急开"为宜。急用"急救三宝"之一紫雪丹清热开窍，加用鲜竹沥、童便豁痰开窍泄热。待内热之势渐减，法遵河间之防风通圣散，发表攻里、清上导下。考虑患者素体痰热体质，痰热蒙蔽心包亦为要，古人治疗痰阻气闭之厥证，"牙皂"为要药，故用牙皂、桔梗以开痰。人事渐醒，热必伤阴，最后要双清气血，养津润燥以救阴液，方用人参白虎合犀角地黄汤。

【历代名医点评】廉按：凡疫病目赤面青，昏厥如尸，四肢逆冷，六脉沉伏者，此为闷疫。闷疫者，疫毒深伏于内而不能发越于外也。渐伏渐深，入脏而死，不俟终日也。至于急救之法，先刺少商、中冲、曲池、委中等穴以宣泄其血毒，再灌以紫雪合玉枢丹清透伏邪，使其外达，或可挽回。此案方法，大旨近是，惟少一刺法，则未免缺点矣。

妊娠兼风燥时疫证

【案例原文】陈务斋（住梧州四方井街）

病者　陈韦，年二十二岁，广西容县，住乡，学界，体瘦弱。

病名　妊娠兼风燥时疫证。

原因　素因受孕后，气血不充，神烦少睡。诱因秋后风燥时疫流行，菌毒飞扬，由口鼻吸受，直接传染。

证候　初起头痛目眩，恶寒发热，咳嗽痰黏，肢倦神烦，口渴胃钝。继则气喘声嘎，咳痰甚艰，咳则咯咯有声，胸膈胀满，食则呕难下咽，肌肉脱落，形体枯瘦，不能起立，起则昏仆，神识乍醒乍昏，谵言妄语，唇缩齿枯，咽干口燥。

诊断　六脉弦数微浮，数则七至有奇，舌苔枯黑而涩，边尖深赤起刺。脉证合参，此妊娠兼风燥时疫症也。余晓之曰：病势危险极矣，辗转思维，只有竭力以救母，不能兼顾其胎儿。若犹欲保胎，恐母命一亡，而胎儿之命亦随之俱亡，请君择于斯二者。病家遽谓照此病势，当然急救母命为首要，请竭力设法，放胆用药可也。予对之曰：脉虽浮数已极，幸未散乱，或能挽救，以图侥幸。

疗法　先用凉膈散合犀角地黄汤去丹皮，加花粉、银花、人中白。取硝、黄、栀、芩荡涤肠胃，降火救阴为君；地、芍、花粉凉血安胎，生津润燥为臣；犀角、连翘、竹叶、薄荷清心肝伏火，凉散风燥为佐；银胡、银花、人中白和解表里，散郁败毒为使。连进二服不应，直至五服后，始得泻数次黑燥结粪，而燥热略平，舌苔略润，谵语已除，人事亦醒。仍见燥渴不眠，食量不思，咳嗽如前。又用人参白虎合百合固金汤加减，取其润肺生津，平胃降逆，活血安胎，养阴滋水。连进十余服，则咳嗽已除，声清不嗄，燥渴已止，食量已进，睡眠已安，身体已和，舌黑苔已退，转现微白微涩。惟元气衰弱，声低气微，软而无力，诊脉微弱。又用四物汤合生脉散，加茯神、枣仁、於术、山药，取其补气生津，养阴活血，安胎宁神，运脾健胃。连进十余服，则元气略强，食量大进，起居步履，稍能支持。惟肢体皮肤，微现浮肿，诊脉缓滑。又用四君子汤合五皮饮，取其补气运脾，去湿消肿也。

处方　凉膈散合犀角地黄汤加减方

元明粉三钱，分冲　生大黄四钱　焦山栀三钱　青连翘三钱　青子芩三钱　薄荷叶钱半　鲜竹叶二钱　生白芍三钱　鲜生地一两　粉甘草一钱　犀角尖三钱，磨冲　银柴胡二钱　天花粉四钱　金银花三钱　人中白钱半

次方　人参白虎合百合固金汤

西潞党三钱　生石膏四钱，研细　肥知母三钱　陈粳米五钱　粉甘草一钱　野百合二钱　鲜生地四钱　川贝母钱半　生白芍二钱　津桔梗二钱　原麦冬三钱　当归身钱半　大元参二钱　熟地露一斤，代水煎药

三方　四物汤合生脉散加减方

大熟地四钱　生白芍二钱　白归身三钱　川芎一钱　西潞党四钱　五味

子钱半　破麦冬三钱　云茯神二钱　酸枣仁二钱　贡于术三钱　怀山药五钱，生打

又方　四君子汤合五皮饮

西潞党四钱　贡白术六钱　云茯苓四钱　粉甘草一钱　生桑皮五钱　五加皮四钱　大腹皮三钱　老陈皮二钱　生姜皮二钱　煎服。

效果　五日人事已醒。二十日咳止燥平，食量已逆。三十日百病俱除，食量大进，元气已复。后一月，胎儿产下，母子俱全。

【出处】此则医案选自民国何廉臣《全国名医验案类编》中《二集·传染病案》的《第七卷 时行瘟疫病案》。

【分析】《素问·六元正纪大论》："黄帝问曰：妇人重身，毒之何如？岐伯曰：有故无损，亦无殒也。帝曰：愿闻其故何谓也？岐伯曰：大积大聚，其可犯也，衰其大半而止，过者死"。在时疫面前，病情转瞬即重，所谓"大毒治大病"，对于妊娠妇人，苦寒、辛温等偏性大的药物皆为大毒之品。本例患者热毒炽盛，急需用大毒之品以衰其病势。清·周学霆在《三指禅·胎前全凭脉论》说："无药不可以安胎，无药不可以伤胎，有何一定之方，有何一定之药也乎！"因此，对于妊娠妇人，要强调辨证论治，更要胆大心细，"热毒"则用寒，中病即止，衰其大半即可。

【历代名医点评】康按：风燥酿疫，秋冬为甚。就余所见，去年深秋至冬，有发白喉时疫者，有发喉痧时疫者，有发疫痘疫瘟者，直至今春，疫势渐衰，其证虽变状万端，而原因总归于风燥热毒，气血两燔。医者不究病因，见喉治喉，见痘治痘，见瘟治瘟，辄用通套成方，以致枉死载途，良可悲也。此案注重伏火就燥，气血两燔，开首即用凉膈合犀角地黄加减，表里双解，三焦分消，投剂果决，自然效如桴鼓。然非有学识、有胆量、经验宏富者，不敢负此重任。

姜德清医案

温疫昏厥

【案例原文】壶仙姜德清（住平度北七里河）

病者 官忠学，年五十岁，住平度城北花园。

病名 温疫昏厥。

原因 辛酉年八月染疫，前医叠次攻下面无效。

证候 初起恶寒头痛，四肢酸疼，叠经误治，遂致舌胀满口，不能言语，昏不识人，呼之不应，小便自遗，便闭，旬余大小腹胀，按之板硬。

诊断 六脉洪大，齿垢紫如干漆。脉证合参，此极重之温疫昏厥也。医者不明病源，发表数次，大耗其液，温补药多，更助其火，火炽液伤，上蒸心脑，下烁胃肠，病之所以酿成坏象也。

疗法 汤丸并进，因重用生石膏直清阳明，使其敷布十二经，退其淫热为君，犀角、川连、黄芩、连翘泄心肺之火为臣，元参、生地、知母抑阳扶阴，泄其亢甚之火而救欲绝之水为佐，丹皮、赤芍、栀子泄肝经之火为使。令其先用利便糖衣丸五粒，接服蓖麻油一两。服后约一时许，大便自下，大小腹俱软。速递汤药两剂头煎，调服安宫牛黄丸两颗。

处方 生石膏八两，研细 真犀角四钱 小川连四钱 黄芩四钱 青连翘三钱 元参一两 鲜生地一两 知母八钱 丹皮三钱 赤芍三钱 焦栀子三钱 生绿豆二两 鲜竹叶五钱，煎汤代水

安宫牛黄丸方

犀角末一两 小川连一两 黄芩一两 焦栀子一两 广郁金一两，生打 明雄黄一两 飞辰砂一两 珍珠五钱 台麝香二钱半 真冰片二钱半

共为细末，炼蜜为丸，赤金为衣，每丸重三分，金银花、薄荷煎水送。

次诊 六脉和而略大，齿垢净尽，舌尚干，能言语，惟昏谵未净

除，是余热未清。原方减其用量，再进两服，间用安宫牛黄丸一颗，药汤调服。

次方　生石膏四两,研细　真犀角二钱　小川连二钱　黄芩二钱　青连翘三钱　元参六钱　鲜生地八钱　知母六钱　粉丹皮三钱　赤芍二钱　焦吐栀三钱　生绿豆一两　鲜竹叶三钱

安宫牛黄丸一颗研细，药汤调服

三诊　六脉和平，舌苔退而微干，时有错语。仿增液汤意，令其连进两剂，间用万氏牛黄丸一颗，药汤调下。

三方　仿增液汤意

生石膏二两,研细　细生地八钱　知母六钱　连心麦冬四钱　万氏牛黄丸一颗，研细，药汤调下

万氏牛黄丸方

西牛黄五分　小川连一两　黄芩二钱　广郁金四钱　生山栀六钱　飞辰砂三钱　共为细末，神曲糊丸。

效果　八日即能起坐，旬余胃健而愈。

【出处】此则医案选自民国何廉臣《全国名医验案类编》中《二集·传染病案》的《第七卷时行瘟疫病案》。

【分析】叶天士言："卫之后方言气，营之后方言血……若不循缓急之法，虑其动手便错耳。"临床治病，若不循阴阳、表里、寒热、虚实，易犯"虚虚实实之戒"，此又一误治案例。

温邪上受，首先犯肺，在卫当辛凉清解，患者却几经"叠下"，反引邪入里，热伏于内，致阳气内郁，不能通达四肢，形成温疫厥证。此时当"急开"为宜，庸医不明病理，反用辛散发表，大耗阴液；合温补助火，更重竭其阴，此时若不迷途知返，则阴阳离决，渐成脱证，危在旦夕。

清代余师愚著有《疫疹一得》，余氏擅长"重用石膏"治疗疫疹、温病，曾有"非石膏不足以治热疫"的学术思想。此为热邪伏疫伤阴案，从始至终，重用生石膏辛凉透邪，选用凉膈散清上

泄下，加犀角、元参、生地大养真阴。

【历代名医点评】廉按：病则温疫昏厥，药则中西并进，方则从余氏师愚、吴氏鞠通两家择用，清矫雄健，卓尔不群，真胆识兼全之验案也。

秋瘟痉厥

【案例原文】姜德清（住平度北七里河）

病者　张成文，年六十岁，住公沙屯。

病名　秋瘟痉厥。

原因　癸亥年八月抄，天时火热，秋瘟盛行，初染不以为病，后至九月中旬而发病。

证候　初起恶寒头痛，周身拘挛，项脊俱强，陡变痉厥，牙关紧闭。

诊断　六脉沉细而数，舌紫赤，脉证合参，此秋瘟痉厥症也。乘入阳明之络则口紧，走人太阳之经则拘挛，外窜筋脉则成痉，上蒸心包则为厥，《内经》所谓"血之与气，并走于上，则为大厥"也。

疗法　先用手术，以灯照前后心、两胁及大小腹，有小红点隐隐，用毫针挑七八个，噤开能言，再挑七八个，周身活动知痛，大叫拒挑，继即神迷复厥。遂用汤丸并进，安宫牛黄丸通心包以清神，清瘟败毒饮加减，透伏火以逐疫毒。

处方　黑犀角三钱　小川连四钱　青子芩三钱　青连翘三钱　元参三钱　生石膏一两，研细　鲜生地一两　粉丹皮二钱　焦栀子三钱　赤芍二钱　鲜大青五钱　肥知母四钱　鲜竹叶四十片　鲜石菖蒲一钱，剪碎，搓熟，生冲

安宫牛黄丸两颗，分两次，药汤调下。

效果　一剂病轻。第二日又诊，脉洪大，自言觉一气块流走不定，走胁胁痛，走腰腰痛，走至足指、痛不敢屈伸，走至肾囊、疼不可忍。余晓之曰：由当时挑的太少，致经络之热毒流注走痛。原方加石膏一倍，

生川柏钱半，丝瓜络一枚，先煎代水。第三日抽惕若惊，筋属肝，由热毒流于肝经，不能外溃而出，筋络受其冲激，故发瘛疭，状如惊痫，又加石膏一两、龙胆草钱半、双钩藤六钱，日服二剂，诸症轻减，痉厥亦止。终用竹叶石膏汤，去人参、半夏，加西洋参、鲜石斛、梨汁等肃清余热，以养胃阴，连进四剂，胃动而愈。

【出处】此则医案选自民国何廉臣《全国名医验案类编》中《二集·传染病案》的《第七卷时行瘟疫病案》。

【分析】此案亦为热毒深伏于里，出痧成疹，而致痉厥。察其舌脉，"六脉沉细而数，舌紫赤"，热深厥亦深，热毒内伏血分，当急急泄营血之毒。方用"急救三宝"之一安宫牛黄丸清热开窍，药证合拍。本案之亮点为余师愚在《疫症一得》记载的"挑痧法"，用毫针挑其痧点，是放血泄毒之外治良法。热邪劫阴，放血泄营也劫阴，故本案最后以清热养阴之法收功。

【历代名医点评】廉按：断证悉宗经旨，处方极合病机，是得力于余师愚《疫症一得》者，惟用毫针挑其痧点，却是放血泄毒之外治良法。病至痉厥，疫毒已直窜脑与脊髓，刺激其神经而发，吴鞠通安宫牛黄丸，不如用紫雪合厥证返魂丹，清镇泄化，平其神经，以定痉厥，其效果尤为神速。

曹炳章治疗疫病黑苔

【案例原文】梁特严云：余于辛卯七月，道出清江浦，见船户数人，同染瘟疫，浑身发臭，不省人事。医者俱云不治，置之岸上，徐俟其死。余目击心悯，姑往诊视。皆口开吹气，舌则黑苔黑瓣底。其亲人向余求救。不忍袖手，即教以十全苦寒救补汤，生石膏加重四倍，循环急灌，一日夜连投多剂。病人陆续泻出极臭之红黑粪甚多。次日，黑中舌瓣渐退。复连服数剂，三日皆全愈。是时清江疫疠大作，未得治法，辄数日而死，有闻船户之事者，群来求治。切其脉，皆怪绝难凭；望其舌，竟皆黑瓣底，均以前法告之，其信者皆一二日即愈。其稍知医书者，不肯多服苦寒，仍归无救。余因稍有感冒，留住十日，以一方救活四十九人，颇得仙方之誉。

【出处】此则医案出于民国曹炳章《辨舌指南》卷六《黑苔医案八则》。

【分析】温病重视舌诊，对于卒病急邪，其病势的浅深、气血的盛衰、津液的盈亏及脏腑的虚实等，可快速通过舌质和舌苔反映出来。故曹炳章在《辨舌指南》言："辨舌质可辨脏腑的虚实，视舌苔可察六淫之浅深。"本案诊断入手之处在于"黑舌"，叶天士在《温热论》专门论述言："舌黑而滑者，水来克火，为阴症，当温之；若见短缩，此肾气竭也，为难治。惟加人参、五味子，或救万一。舌黑而干者，津枯火炽，急急泻南补北；若黑燥而中心浓者，土燥水竭，急以咸苦下之。"此案患者症见黑苔黑瓣底，口开吹气，以苦寒之法，重用生石膏，泻出极臭之红黑粪，此证正为津苦火炽之象，当急泻存阴。治卒病之法，识证、用药皆应稳准，同时患者对医家的信任和依从性也非常重要。

曾月根治温毒发斑

【案例原文】曾月根（住五华周潭）

病者　张少卿，年二十二岁，法政学生，住广东五华大田。

病名　温毒发斑

原因　感染温毒时行而发。

证候　面赤唇红，一身手足壮热，血毒外渍，神烦而躁，发出红斑。

诊断　六脉洪大，右甚于左，舌鲜红，阳明血热无疑。血为阴，气为阳，阳盛则烁血，血热则发斑矣。

疗法　凉血解毒，以泄络热，故以生地、犀角之大寒为君，以清君火，佐以芍药、丹皮之微寒，以平相火，火熄则斑黄阳毒皆净尽矣。

处方　鲜生地_一两_　犀角尖_二钱_　赤芍药_六钱_　丹皮_二钱五分_

效果　一服热清斑透，继用清养法调理而瘥。

【出处】 此则医案选自民国何廉臣《全国名医验案类编》中《二集·传染病案》的《第七卷时行瘟疫病案》。

【分析】 疫疹是指在瘟疫过程中热毒侵入血分，迫血外溢而出现发疹病证。叶天士言："在卫汗之可也；到气才宜清气；乍入营分，犹可透热，仍转气分而解，如犀角、元参、羚羊等物是也；至入于血，则恐耗血动血，直须凉血散血，如生地、丹皮、阿胶、赤芍等物是也。"在本则医案中，根据患者发斑、燥热、脉洪大、舌鲜红之症，判断此病是由热毒炽盛于血分所致，故遵叶天士血分证"凉血散血"之法，凉血与活血散瘀并用，热清血宁而无耗血动血，凉血止血而不留瘀，方用《外台秘要》经典名方犀角地黄汤。

【历代名医点评】 廉按：温毒发斑，犀角地黄汤却是正治。故《千金》古方，平时不可不研究也。

胡剑华治温疫发斑

【案例原文】 壶仙胡剑华（住景德镇毕家同）

病者　孙云山，年三十一岁，酱园柜员，住景德镇。

病名　温疫发斑。

原因　夏历八月，斑症流行，平素嗜酒，起居不慎，故易于传染。

证候　面部浮肿，四肢酥麻，恶寒发热，脊强无汗，口渴嗜茶，腹内不安，荐骨痛甚，斑发隐隐。

诊断　舌根淡黄少津，脉浮而数，浮为外越之象，数主高热之征。脉证合参，断为阳明热郁发斑之候。

疗法　斑宜外达，必汗先泄而斑随之出，故用麻杏甘石汤鼓其外出，仍虑力薄，复加防风、独活，助其发汗排泄之力也。

处方　净麻黄八分　防风一钱　生甘草六分　生石膏八钱　独活八分　苦杏仁二钱

效果　服一剂，汗出而寒热退，二剂身痒斑出，三剂荐骨痛止，四剂痊愈。

【出处】此则医案选自民国何廉臣《全国名医验案类编》中《二集·传染病案》的《第七卷时行瘟疫病案》。

【分析】前人言"有一分恶寒，便有一分表证"，患者面部浮肿，恶寒发热，脉浮而数，皆是表郁之象。斑疹当以"透发"为第一要义。《温热论》言："在卫汗之可也"，急当"透风于热外"，故用辛凉重剂麻杏石甘汤。"斑症"流行之时，正值夏历八月，暑湿固表，不易排出。《经》云："风胜湿"，故加防风、独活增强透发力量。全方共奏"火郁发之"之功，使郁火得以透达，故斑疹随解。切勿药用寒凉，凉遏冰伏，气不畅达，变证频出矣。

【历代名医点评】康按：麻杏甘石汤开表清里，却为透发斑疹之良剂。惟时当夏月，麻黄宜易香薷，李氏时珍所谓夏月之用香薷，犹冬月之用麻黄也。仿其法，勿执其药，是亦化而裁之之妙用欤。

丁佑之治温疫闭证

【案例原文】壶仙丁佑之（住南通东门）

病者　赵大兴，年四十二岁，商界，住县城。

病名　温疫闭证。

原因　疫毒内伏血分。

证候　面色清淡，四肢逆冷，呕泻兼作，昏聩如迷。

诊断　六脉细数沉伏，舌色紫赤。良由热伏于内而不发露于外，渐伏渐深，入脏即死，不俟终日，此温疫之最烈者。

疗法　宜内外兼治，先刺曲池、委中以泄营分之毒，再以紫雪清透伏邪，使其外越。

处方　紫雪丹五分，新汲水调下。

效果　一剂知，二剂效。如斯大症，不十日而瘥。后治多人，均应手而愈，虽不敢夸验案，然亦不敢自秘。

【出处】此则医案选自民国何廉臣《全国名医验案类编》中《二集·传染病案》的《第七卷时行瘟疫病案》。

【分析】疫毒之邪充斥表里，当以"透发"为要。若热毒深伏于里，不能发露于外，则为"闷疫"之证。疫毒不外达，形成热厥之证，"六脉沉伏""舌色紫赤"为诊病之要点。热深厥亦深，此为疫毒内伏血分，当急泄营血之毒。方用"急救三宝"之一紫雪丹清热开窍，因势利导；外法用刺血疗法以"开关"泄热。此为"大实有羸状"，药证合拍，直捣黄龙，必然效如桴鼓。

【历代名医点评】廉按：仿孟英治闷疫例，却是救急之捷法。妙在先用刺法放血，使疫毒从血分排泄，然后用紫雪使穿经入脏之疫毒，从内达外而消解，故其效如神。

钟翊乾治时疫温毒

【案例原文】钟翊乾（住瑞安鲍田）

病者　戴女，年十五岁，住清泰乡。

病名　时疫温毒。

原因　冬寒潜伏膜原，至首夏外感时毒而发。

证候　身热口渴，两足酸痛，不能起立，神昏谵语，面青晦浊。

诊断　脉沉细似伏。由病机遏不能达，故阳症而见阴脉，刘河间所谓蓄热内甚，脉道不利，反致沉细欲绝也。

疗法　泄热解毒，以两石、芩、连、山栀为君，银花、连翘为臣，但清凉无涤秽之功，故佐以玉枢丹芳香辟秽，陈金汁以浊泄浊，使以茹、络、冬藤疏通脉络。

处方　生石膏五钱，研细　飞滑石四钱，包煎　焦山栀二钱　银花三

钱　连翘三钱　淡黄芩钱半，酒炒　小川连四分，酒炒　淡竹茹三钱　丝瓜络三
钱　金汁一两，冲　鲜忍冬藤四钱　王枢丹五粒，研细，药汤调下

　　效果　初方连服二剂，足痛瘥，谵语减。于原方减石膏、金汁，加
番泻叶钱半、人中黄二钱、板蓝根二钱。服后便溏，色黑如酱，头面反
肿，口不能开，咽微痛。又将番泻叶加足三钱、鲜大青叶五钱、鲜生地
六钱、金果榄二钱，服后再解黑溏粪颇多，夹有燥矢，病遂愈。

　　【出处】此则医案选自民国何廉臣《全国名医验案类编》中
《二集 传染病案》的《第七卷 时行瘟疫病案》。

　　【分析】《素问·阴阳应象大论》言："其高者，因而越之；其
下者，引而竭之；中满者，泻之于内；其在皮者，汗而发之。"治
疗疾病当因势利导。本案患者身热口渴，渐至神昏谵语，面青晦
浊，但脉却脉沉细似伏。此因阳气郁遏不能达，实为里实之象，
当清上通下。热毒浊邪结于里者，当泄下存阴，故加用宋·王璆
《百一选方》玉枢丹化痰开窍，辟秽解毒，主治秽恶痰浊之邪，
闭塞肠胃气机。方中千金子霜、红大戟等均为通利迅疾而有毒之
品，中病即止，不可过量或久服。虽然服后便溏，色黑如酱，但
神清口开，故治疗急性疫病，通利气机为第一要义，正所谓"出
入废则神机化灭，升降息则气立孤危"。

　　【历代名医点评】廉按：断语引证确凿，处方清芬灵通，妙在玉枢
丹善解温毒，惟人中黄一味，不如仍用金汁为是。

陈在山治时疫温毒

　　【案例原文】陈在山（住辽阳咸春堂）

　　病者　郭麟阁之子，年二十三岁，住奉大牛庄城。

　　病名　时疫温毒。

　　原因　素多嗜欲，体瘦阴虚，外感时毒而发病。

　　证候　咽喉骤然肿痛，气喘声哑，舌黄口渴，皮肤热，头项痛，心

烦谵语，小水黄涩，大便燥结。

诊断　脉沉细数。证与脉不相符者，由素嗜烟色之人，津亏血燥，龙雷之火动于内，温热之邪袭于外，内外交迫，表里不通，故脉现似阴非阴，理应舍脉从证，不必为脉理所泥也。

疗法　重用鲜生地救阴凉血为君，花粉、石膏生津止渴为臣，犀角、薄荷、双花解毒退热为佐，枳壳、蒌仁通畅气分为使，加山豆根、牛蒡子清咽利膈，解毒散热，滑石、竹叶渗利水道，引热下行。

处方　鲜生地八钱　生石膏一两　天花粉四钱　二宝花三钱　牛蒡子三钱　枳壳二钱　山豆根二钱　薄荷叶一钱　黑犀角一钱　栝楼仁四钱　淡竹叶钱半

又方　鲜生地五钱　生石膏六钱　天花粉二钱　二宝花二钱　生枳壳一钱　广犀角八分　滑石粉三钱，包煎　淡竹叶钱半　陈金汁二两，冲

效果　服前方一帖，表热解而咽喉清，稍进饮食，惟内热未退。又服后方两帖，大便一次，热退身凉。终以养阴健胃法而愈。

【出处】此则医案选自民国何廉臣《全国名医验案类编》中《二集·传染病案》的《第七卷时行瘟疫病案》。

【分析】急则治其标，缓则治其本。患者素体阴亏，又感受温热外邪，此虽有内伤，然不能纯用甘凉之剂，否则易致外邪留连不愈，或反致因邪入里，当遵循"标本缓急"之法。因此，本案始用辛凉重剂，兼顾患者阴亏的体质，重用生地凉血之品。外热渐退，此时要"治病必求于本"，改辛凉之剂为甘凉养阴之剂，以调其根本。

【历代名医点评】廉按：温毒较温病尤重，自以清解血毒、宣畅气机为第一要义。方亦宗此立法，当然有效。诊断时合脉从证，确有见地。盖温毒温热，不比内伤杂症，往往脉难全恃，必须详审舌苔，按其胸腹，诘其二便，汇而参之，庶可得其真谛也。

严绍岐治温毒发颐

【案例原文】严绍岐（住绍兴昌安门外官塘桥）

病者　张三义，年二十五岁，住塘湾。

病名　温毒发颐。

原因　暮春病温，感染时毒，病经五日由于失下。

证候　耳下两颐肿硬且痛，连面皆肿，喉赤肿疼，壮热口渴，便闭四日。

诊断　脉数且大，按之浮沉俱盛，舌苔黄厚。脉证合参，此由温热时毒挟少阳相火，阳明燥火，势如燎原而上攻，刘松峰《说疫》所谓疙瘩瘟也。

疗法　内外并治，外敷三黄二香合水仙膏，内服普济消毒饮加减，使在上焦之温毒，疏而逐之，在中焦之温毒，攻而逐之，皆速为消解之意，恐缓则成脓而为害。

处方　苏薄荷钱半　牛蒡子二钱，杵　济银花三钱　青连翘三钱　鲜大青五钱　粉重楼二钱　元参三钱　白芷一钱　生川军三钱，酒洗　陈金汁二两，分冲　漏芦钱半　鲜荷钱一枚

外治方　三黄二香散

川黄连一两　川黄柏一两　生大黄一两　明乳香五钱　净没药五钱

上为极细末，初用细茶汁调敷，干则易之，继则用香油调敷。

水仙膏方　水仙花根不拘多少，剥去老赤皮与根须，入石臼捣如膏，敷肿处，中留一孔出热气，干则易之，以肌肤上生黍米大小黄疮为度。

效果　连服两头煎不应。原方生川军改为五钱，又加元明精三钱，泻血两次，诸症大减，惟口渴引饮，小便不通。改用白虎汤（生石膏八钱、知母四钱、生甘细梢八分）去粳米，加瓜蒌皮五钱、鲜车前草二两、鲜茅根二两、鲜荸荠草一两，小溲如注，而诸症遂解。

【出处】此则医案选自民国何廉臣《全国名医验案类编》中《二集·传染病案》的《第七卷时行瘟疫病案》。

【分析】大头瘟，又名大头风、虾蟆瘟、大头天行等，属于瘟疫的一种，类似于西医的病毒性腮腺炎，以头面部红肿为特征，多因风热疫毒之邪，壅于上焦，发于头面所致。此疫毒宜清解，风热宜疏散，病位在上宜因势利导。经典方剂普济消毒饮，出自李东垣《东垣试效方》，经过历代医家验证，名家论述，疗效确切。本案据症舌脉，诊为温热时毒挟少阳相火，兼阳明燥火之证。内外并治，外敷三黄二香合水仙膏，内服普济消毒饮加减，方证对应。然连服两煎不效，令人生疑。正所谓：中药不传之秘在于药量。药物的化合作用，加减药物，药量调整，都可使药物的作用趋势发生变化。本证患者"脉数且大，按之浮沉俱盛，舌苔黄厚"，阳明里实形成，非重用苦泄不足以釜底抽薪，故重用大黄用量，又加元明粉，热势方减。

【历代名医点评】廉按：吾国所谓温毒发颐，即西医所谓耳下腺炎也。东垣普济消毒饮加减，确是对之良方。直至三头煎，始大泻血而毒解。可见消解时毒，总以速清血毒为首要。西医叠次注射清血针，良有以也。

周小农治风痧窜筋

【案例原文】周小农（住无锡）

病者　黄韵笙，忘其年，住无锡。

病名　风痧窜筋。

原因　素因遗泄，甲辰患风痧时病之后，足软无力，以商业事繁，煎方不便，来求长方。

证候　春夏阳升之候，每患遗泄，神倦呵欠，足胫痿软乏力。

诊断　脉大少和，苔薄白。脉证合参，良由阴液内耗，风痧余热，窜走筋络，以致两足痿软。然苟非精血不足，风阳何能入里耶，久延恐成痿躄。

疗法　育阴荣筋为主，补气佐之。

处方　大生地六两　沙苑子三两　菟丝子三两　覆盆子三两　制首乌六两　白归身三两　生白芍三两　熟玉竹四两　金毛狗脊三两　桑椹三两　潞党参三两　生绵芪三两　生于术二两　浙茯苓三两　川杜仲二两　千年健二两　生苡仁四两　广橘络三钱　虎骨胶一两　川断二两　线鱼胶一两　阿胶一两　鸡血藤一两

上药依法制煎膏，每服一两，朝夜开水化服。

效果　服之颇验，药完足健，遗泄亦止。

【出处】此则医案出于民国何廉臣《全国名医验案类编》中《初集·四时六淫病案》的卷一《风痧窜筋案》。

【分析】风疹是由风疹病毒引起的急性呼吸道传染病，临床上以前驱期短、低热、皮疹和耳后、枕部淋巴结肿大为特征。一般病情较轻，病程短，预后良好。初起用疏风发表，急透痧毒，从外排泄，往往一药即愈。但本案患者素体亏虚，春夏阳升时每患遗泄，神倦呵欠，足胫痿软乏力，同时诊其脉大少和，实为虚劳之疾。脉症合参，病由阴液内耗，风痧余热，窜走筋络，以致两足痿软。故药不能纯用辛凉，应以里虚为本，表证为末，切不可本末倒置。

【历代名医点评】廉按：风痧之为病，有传染性者，谓之疫痧，无传染性者，谓之时痧。其形色红而琐碎，似麻非麻，似疹非疹，世俗通称为红斑痧。初起用疏风发表，急透痧毒，从外排泄，往往一药即愈，何致余热内窜，流走筋络。此案窜筋之原，良由精血内耗为其素因，故经谓邪之所凑，真气必虚，虚则邪气半从外达，半从内窜。方主育阴荣筋，佐以补气，使正足邪自去之法，凡男妇肝肾不足，或遗精，或带下，腰足痿软无力者，亦可惜以调补。惟橘络用于膏滋之中，效力甚微，不如易以广皮一两，健运脾胃，以助消化为稳妥。

吴兴南治时行冬瘟

【案例原文】吴兴南（住辽阳城内戴二屯）

病者　刘姓女，年二十岁，辽阳县人，住玉嘉沟。

病名　时行冬瘟。

原因　公元一九一七年八月望后至二十三等日，天气似烟非烟，似雾非雾，昏迷岚瘴，日为之赤，昼为之暝，别有一种气氛。是女为人拾棉，早出暮归，感染斯疫，伏至冬初病作。

证候　四肢酸软，头目昏眩，目眦如血，胸满气喘，神昏谵语，甚则抽搐，两目大吊，牙关紧闭。

诊断　脉来洪大有力，人迎气口尤盛，呼吸之间，脉约八至，满舌浊苔，直断为时行冬瘟，不可误认作伤寒。

疗法　先用双甲重按其少商两穴，抽搐顿止，以通关散通其肺窍，少时得嚏。次用芒针，量病人中指中节横纹为度，刺其左右两鼻孔，令血盈盂；又刺颊车、曲池，泻合谷，病者能言矣；次泻廉泉、玉英、手之三里，并中冲、劳宫，心包络经得开；刺左期门，泻肝经邪热；刺右章门，劫肺窍温毒。又次用刮法，顺刮其两胁与两尺泽，如刮痧状，均令黑紫，两腿犹言紧急。又取承山、鱼腹、委中等穴刺之，病觉稍安。此急则治标之法。用药以解毒活血，新加羚羊角汤，方用羚羊角为君，性善解毒，直清肺肝，安神定魄，镇风定抽，双花重用解毒，红花、桃仁专行破血，菊花为清洁之品，得秋肃之气，花开于顶，其香清馨，不杂浊味，能清头风，人共知之，能辟瘟毒，人鲜知焉，重用三钱以清温解毒，根朴、榔片、枳壳，吴又可达原饮曾用之，其槟榔一名劫瘴丹，生于热带烟岚之地，治瘟疫生用，大得效力。土瓜根即天花粉，能荡平胸中实热，性擅解毒，尤专止渴。

处方　羚羊角二钱，磨服　金银花五钱　南红花三钱　甘菊花三钱　土瓜根三钱　生桃仁二钱，去皮　钩藤钩三钱　坚榔片三钱　川根朴二钱　炒枳壳二钱　生甘草一钱　净连翘二钱

效果 服二帖，诸证大减，惟尚有谵语。又与自配牛黄安宫丸二丸，服之神清。嗣用清养法调理月余而瘥，然已发落甲脱，自己尝言重生也。

【出处】此则医案出于民国何廉臣《全国名医验案类编》中《二集·传染病案》的卷七《时行冬瘟案》。

【分析】时行冬瘟，天气似烟非烟，似雾非雾，昏迷岚瘴，可见当时气候环境"非其时而有其气"，天气不冷反见氤氲。本案患者症见四肢酸软，头目昏眩，胸满气喘，神昏谵语，甚则抽搐，两目大吊，牙关紧闭。诊其脉来洪大有力，人迎气口尤盛，呼吸之间，脉约八至，肝气盛，血热重；同时满舌浊苔，湿热夹杂，病情危急。治疗当清肝热，解血毒，同时还要辟秽浊为法。初用点刺放血外治法，此为泻肝经邪热速法，后以羚羊角解毒活血汤平肝清热，同时宗吴又可达原饮之辟秽化浊，方证对应，疗效显著。

【历代名医点评】廉按：证既明辨，法宗清任，况解毒活血汤，本治热疫之良方，能对证而加减善用之，自然应手奏功。

沈奉江治疙瘩瘟

【案例原文】沈奉江（住无锡）

病者 拙荆张氏，年五十余，住本宅。

病名 疙瘩瘟。

原因 素禀阴虚，每交冬令，喜用脚炉。春时易生温病，一日陡发疫证，困苦莫可言状，另延他医，惊而却走。

证候 遍体奇痒，渐发无数之块，大者如盘，小者如碗不等，肿而微红，攻于头面则目红，攻于胸肺则气逆，神识模糊，瘙痒不止，几欲挖去其肉，日夜不寐，呼号三日。

诊断 脉洪弦搏数，舌紫赤。脉证合参，此疙瘩瘟也。由热毒蕴于营分，外发肌肤，防其毒陷心包，则大险重矣。

疗法　急急清营解毒以透发之。

处方　黑犀角一钱　鲜大青五钱　鲜生地一两　蜜银花三钱　青连翘三钱　黑山栀三钱　粉丹皮二钱　炒牛蒡二钱　人中黄钱半

先用生绿豆二两、鲜茅根二两，煎取清汤，代水煎药。

效果　连服三四剂，而块渐小渐减，痒亦渐止，调理六七剂而愈。

【出处】此则医案出于民国何廉臣《全国名医验案类编》中《二集·传染病案》的卷七《疙瘩瘟案》。

【分析】疙瘩瘟，瘟疫而见遍身红肿发块如瘤者，红肿遍身流走，病情危重。《伤寒温疫条辨》卷一言："疙瘩温，遍身红肿发块如瘤者是也。"其传染性和致死性都非常强。本案患者症见遍体奇痒，渐发无数之块，大小不等，肿而色红，脉洪弦搏数，舌紫赤。脉证合参，此由热毒蕴于营分，外发肌肤，为防其毒陷心包，应急用清营解毒之法以透发。

【历代名医点评】廉按：疙瘩瘟者，遍身红肿，发块如瘤者是也。证由血毒外溃，故连投清血解毒而瘥，无他巧妙。

袁桂生治烂喉疫痧

【案例原文】袁桂生（住镇江京口）

病者　金平卿哲嗣，年八岁，住本镇。

病名　烂喉疫痧。

原因　体质素瘦，今年三月出痧，痧后又生泡疮，至六月初旬，又病喉痧，发热咽痛。初由西医蒋某治之，用冷水浸毛巾罨颈项，又用水浴法，及服安知必林，与盐剥水漱喉等法，均无效。病势益剧，其岳家童姓荐予治，时六月十五日也。

证候　身热，咽喉两旁上下，皆溃烂腐秽，口渴溲黄。

诊断　脉息软数，舌红无苔。盖阴液大亏，热邪燔灼于上焦也。热不难解，惟咽喉全部腐烂，而阴液亏耗，断非实证可比。危险已极，幸神不昏，呼吸不促，不烦躁，尚可挽救。

疗法　内服以加味增液汤为主，外以吹喉锡类散频频吹之。先用淡盐汤漱喉，漱后吹药。金君自以体温计，置病人口中验热度，已有一百零五度之高。予谓体温计虽能验热度之高下，然不能分虚实，万不可泥以论病。若只准体温计所验之热度以定治法，则当用三黄白虎。然就脉象舌色而论，则不独三黄白虎不可误投，即西药中之退热剂，亦非所宜。否则危亡立见，噬脐无及矣。金君韪之，遂以予方煎服焉。

处方　鲜生地一两　原麦冬三钱　元参三钱　金银花三钱　肥知母一钱　鲜石斛三钱　天花粉二钱　黄芩一钱　青连翘三钱　生甘草六分

次诊　十六日复诊，四肢不热，身热亦轻，舌色红艳而光，毫无苔垢，大便通利，溲色黄浊，言语多，口不渴，彻夜不寐，喉烂如故，脉息虚数。原方去黄芩、花粉、知母、鲜生地，加西洋参、枣仁、茯神、百合等品。

次方　西洋参钱半　炒枣仁三钱　朱拌茯神三钱　原麦冬三钱　干地黄五钱　鲜石斛三钱　元参三钱　青连翘三钱　生甘草六分　金银花三钱

先用百合一枚，煎汤代水煎药。

三诊　十七日复诊，舌上红色转淡，夜间能睡一二时，谵语亦减，咽喉上部腐烂较退。惟下部及隔帘等处，仍然腐烂，精神疲惫，脉息虚细无神，是气血大虚之候也。急宜培补，拟方以大补元煎合增液汤法，惟吹药仍用锡类散，日吹数次。

三方　西洋参二钱　炒熟地炭四钱　干地黄四钱　怀山药三钱　元参二钱　鲜石斛二钱　朱染茯神四钱　麦门冬二钱　人中黄四分

四诊　十八日复诊，夜寐甚安，谵语亦止，稍能进粥汤，喉烂减退大半，脉息仍细弱无神。仍用原方加味。

四方　西洋参二钱　炒熟地四钱　干地黄四钱　朱茯神四钱　怀山药三钱　元参二钱　鲜石斛二钱　原麦冬二钱　人中黄四分　湘莲三钱　女贞子三钱

五诊　十九日复诊，喉烂全退。用毛笔蘸水拭之，腐物随笔而出，全部皆现好肉，不比前数日之黏韧难拭矣。脉息亦较有神，而现滑象，舌色仍淡无苔，小便清，能进薄粥。仍用原方加减。

五方　西洋参二钱　炒熟地三钱　干地黄四钱　朱茯神四钱　元参二钱　湘莲三钱　原麦冬二钱　怀山药三钱　人中黄四分　女贞子三钱　扁豆三钱

六诊　二十日复诊，饮食较多，乃以原方减轻其剂。接服两日，眠食俱安。但忽又发热，或轻或重，而热之时间又不一致。金君复以体温计验之，仍在一百零五度及零三四度之间，甚以为忧。予曰：无恐也，此气血未能复原，营卫未能调和，而邪热之内伏者，仍不免有余蕴耳。且现在喉烂痊愈，眠食俱安，种种生机，与七日以前之危险现状，相去不啻天渊。乃以前方去熟地，酌加青蒿、佩兰、苡仁、地骨皮等药。接服两剂，遍身发出白，如水晶，如粟米，而热遂退，饮食亦渐多。但仍不能起床行立，嘱以饮食培养，如鸡鸭汤粥饭之类尽量食之，自是遂不服药。

效果　越数日，为其祖母诊病。此儿犹未能起床，但饮食甚多，每日夜须食六七餐。至半月后，始稍能行动，一月后，始能出卧室。可以想见其病之危，体之虚矣。当其未能出卧室之时，亦间有发热便秘，面目浮肿诸现状，皆未以药治之。此为病后应有之现象，一俟气血精神恢复原状，则自痊矣。此病得瘥，固由病家始终坚信，旁无掣肘之人，而夏君子雨赞助之力亦足多焉。予用熟地时，病家不敢服，虑其补也，赖夏君为之解说，盖夏与金固旧交，而亦精于医者也。

【出处】此则医案出于民国何廉臣《全国名医验案类编》中《二集·传染病案》的卷八《烂喉疫痧案》。

【分析】本烂喉痧疫案，遵前后缓急之法，不疾不徐，值得效验。本案患者体质素瘦，症见身热，咽喉两旁上下，皆溃烂腐秽，口渴溲黄。查其脉息软数，观其舌红无苔。由此诊为阴液大亏，热邪燔灼于上焦。于是以滋阴凉血为本，清热为辅，整个诊疗过程遵叶天士所言"入血就恐耗血动血，直须凉血散血"之法，贯穿始末，而获成效。

【历代名医点评】廉按：疫痧时气，吸从口鼻，并入肺经气分者则烂喉，并入胃经血分者则发痧。故烂喉者色多白，病在肺而属气；发痧者色多赤，病在胃而属血，其疫则一也。一发于咽喉之地，一达于肌表之间，在肺则曰烂喉，在胃则曰发痧，是以名烂喉痧。喉痧气血同病，内外异形，其病根不外热毒，热胜则肿，毒胜则烂，热非清凉不解，毒非芳香不除，清凉解毒，芳香逐秽，治疫要领，再视其气质之虚实何如，随症而变通之。此案为救误而设，纯仿阴虚烂喉例治，故以救阴为主，略参解毒，乃治烂喉疫痧之变法也。

燕庆祥治时疫霍乱

【案例原文】燕庆祥（住永修官塘区）

病者　吴相水，年三十余岁，江西永修人。

病名　时疫霍乱。

原因　其人素系中寒，春伤于风，兼感山岚瘴气，故至六月热盛之时发为呕泄霍乱，大论曰："岁土不及，民病飧泄。"

证候　身热微寒，渴不喜饮，少腹微疼，呕泄并行，手足拘挛。

诊断　六脉沉伏，脉证合参，是土郁发为霍乱也。愚谓此等证候，须以风木为本，以阴寒为标，以少阳之火热为中见，而其所以然者，三阴至太阴为阴之已极，故不从本而从中见。治者能平其木以扶中土，未有不验者。且手足所以拘挛，是即转筋之名，然非木之克土而何？盖手足乃脾胃所司，土受木克，何怪乎手足拘挛。若兼制其肝木，则病虽危，亦可挽回。

疗法　用藿香正气散加减，方以藿香为君，白术为臣，加吴茱萸以除阴寒而降肝逆，木瓜扶脾伐肝以舒筋。

处方　藿香钱半　焦野术一钱三分　广皮八分　桔梗八分　大腹皮一钱　紫苏八分　川朴八分　香白芷一钱　仙半夏八分　茯苓三钱　吴茱萸一钱　木瓜钱半

次诊　服两剂，呕泻痉愈，热亦退，手足亦不拘挛，处善后方而归。

效果　嘱其禁米七日。用香砂六君子汤，二剂即复原矣。

【出处】此则医案出于民国何廉臣《全国名医验案类编》中《二集·传染病案》的卷十《时疫霍乱案》。

【分析】藿香正气散首见于唐代孙思邈《千金翼方》，用以治疗伤寒头痛，增寒壮热，或感湿气，霍乱泄泻，常服除山岚瘴气。此后历代治疗山峦瘴气，皆以藿香为君。本案患者身热微寒，渴不喜饮，少腹微疼，呕泄并行，手足拘挛，此为土郁发为霍乱，治疗应扶土平木，健脾疏肝，故用藿香正气散加吴萸、木瓜，辛酸合用，疏肝气以舒筋。待患者呕泻痉愈、手足不拘挛后，再予以香砂六君子汤以益气健脾。

【历代名医点评】廉按：藿香正气散治风寒外感、食滞内停，或兼湿邪，或吸瘴气，或伤生冷，或不服水土等证，的是良方。若治霍乱转筋，亦唯湿蕴于中寒袭其外者，方可酌用。此案加吴萸、木瓜，辛酸合用，疏肝气以舒筋，尚属稳健。若温暑伏热发为霍乱转筋者，在所切禁。

李伯鸿治时疫霍乱

【案例原文】李伯鸿（住汕头仁安里）

病者　花月娥，年十八岁，词女，住汕头。

病名　时疫霍乱腹痛、泻而不吐大热似寒证。

原因　平日嗜食油炸脍，每日必啖数枚，以致伏火内发，陡变霍乱。

证候　腹痛暴泻，精神错乱，面白目昏，泻时有声，四肢筋抽酸痛，视物不见。

诊断　两手脉沉伏而微，惟久之则有一跃弹指。按脉微乃腹痛所致，泻时肛门有声响，试以手按其腹，病者觉痛，脉微中有一跃弹指。而面白目昏，虽似虚寒，经云：大热似寒，其为火郁无疑。前医施以附桂理中，所以不能治标也。然此伏火霍乱，未易辨矣。

疗法 《内经》云："火郁则发之。"遵是义先施以加味火郁汤，后以加减竹叶石膏汤、加减平胃汤。

处方 柴胡二钱 防风二钱 葛根三钱 升麻七分 羌活二钱 白芍四钱 炙草二钱 生甘草二钱 葱白四株 苍术三钱

次方 竹叶三钱 生石膏四钱，研细 六一散二钱，包煎 薄荷二钱 生白芍三钱 花粉三钱 赤茯苓一两 原麦冬二钱

三方 苍术二钱 陈皮钱半 贡朴二钱 甘草一钱 木瓜二钱 乌梅一枚 山楂二钱 麦芽二钱

效果 翌日火发，口渴痛减，面红唇焦。服竹叶石膏后，渴泻均止，惟胃未开不思食。最后服加味平胃汤，食进而病瘥。

廉按：此即西医所谓急性肠炎症也，似霍乱而实非霍乱，治法先发后清，秩序井然，非得力于东垣仲景者不办。

【出处】此则医案出于民国何廉臣《全国名医验案类编》中《二集·传染病案》的卷十《时疫霍乱案》。

【分析】泄泻暴注，当详辨虚实，或因脾阳大亏，或因实证，正如《素问·至真要大论》言："诸呕吐酸，暴注下迫，皆属于热。"本案患者平日嗜食油炸脍，每日必吐痰数枚，内藏有伏火，恰逢霍乱时疫，而致伏火内发。症见腹痛暴泻，精神错乱，面白目昏，四肢筋抽酸痛，视物不见。查其两手脉沉伏而微，间或一跃弹指。结合腹诊，以手按其腹，病者觉痛。此为大热似寒，为火郁闭于里所致。治疗上先以透发郁火，继以清胃养阴，后以健脾燥湿理气，先发后清而病瘥。

【历代名医点评】

廉按：此即西医所谓急性肠炎症也，似霍乱而实非霍乱，治法先发后清，秩序井然，非得力于东垣仲景者不办。